Bauch • Beine • Po
Das komplette Workout

Im Folgenden wird der Einfachheit halber einheitlich die männliche Anrede gewählt. Natürlich werden beide Geschlechter damit angesprochen.

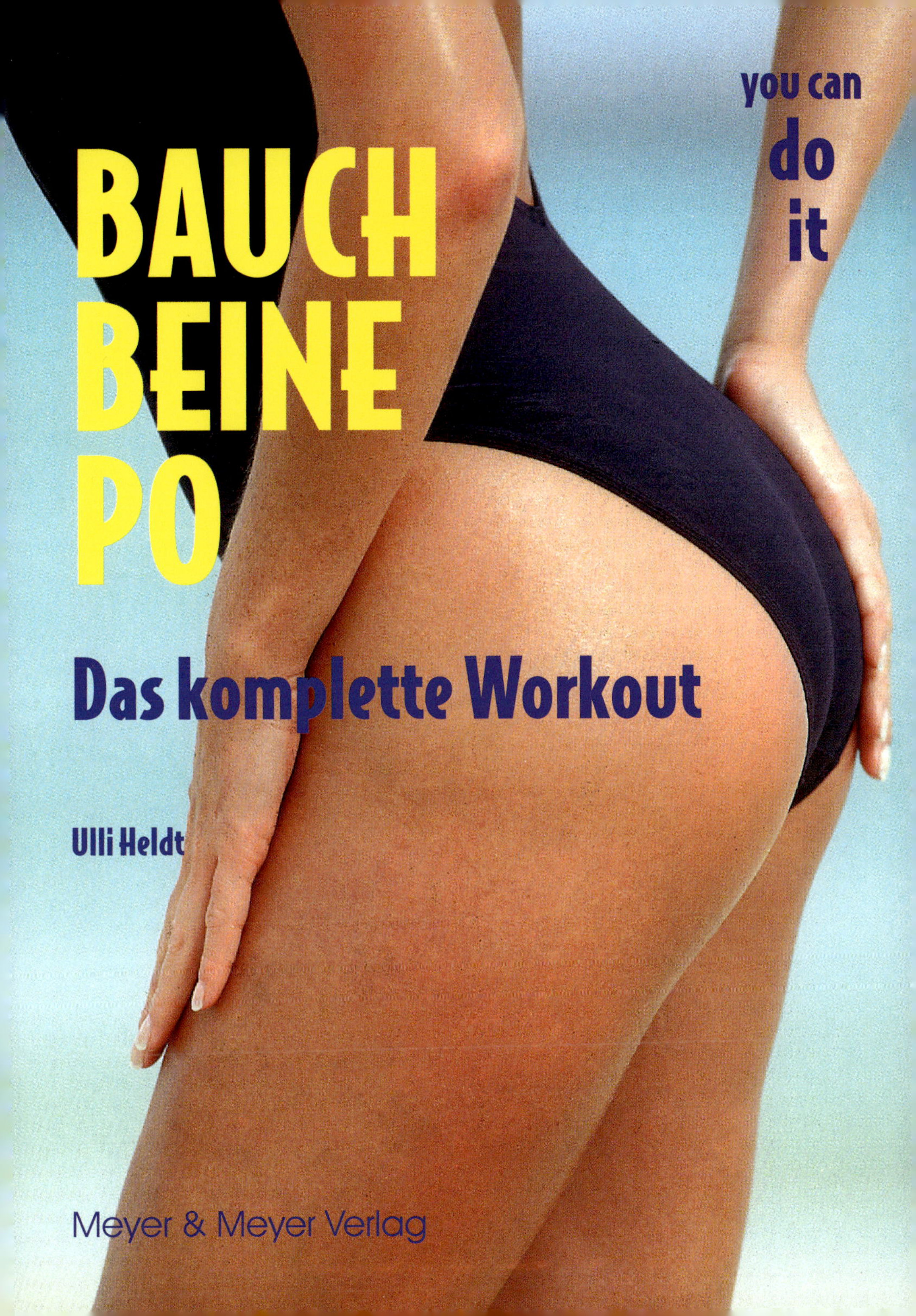

you can do it

BAUCH BEINE PO

Das komplette Workout

Ulli Heldt

Meyer & Meyer Verlag

Bauch – Beine – Po

Bibliografische Information Der Deutschen Bibliothek
Die Deutsche Bibliothek verzeichnet diese Publikation in der Deutschen
Nationalbibliografie; detaillierte bibliografische Daten sind im Internet über
http://dnb.ddb.de abrufbar.

© 2003 by Meyer & Meyer Verlag, Aachen
Adelaide, Auckland, Budapest, Graz, Johannesburg, Miami,
Olten (CH), Oxford, Singapore, Toronto
Member of the World
Sportpublishers' Association (WSPA)
Druck: FINIDR, s. r. o., Český Těšín
ISBN 3-89124-960-8
E-Mail: verlag@m-m-sports.com

INHALT

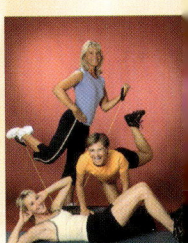
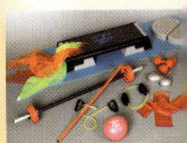
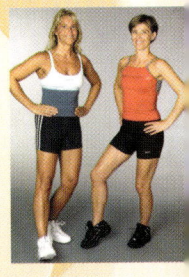
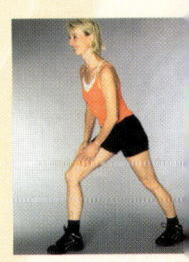
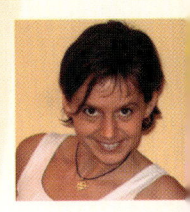

1. KAPITEL

Vielen Dank

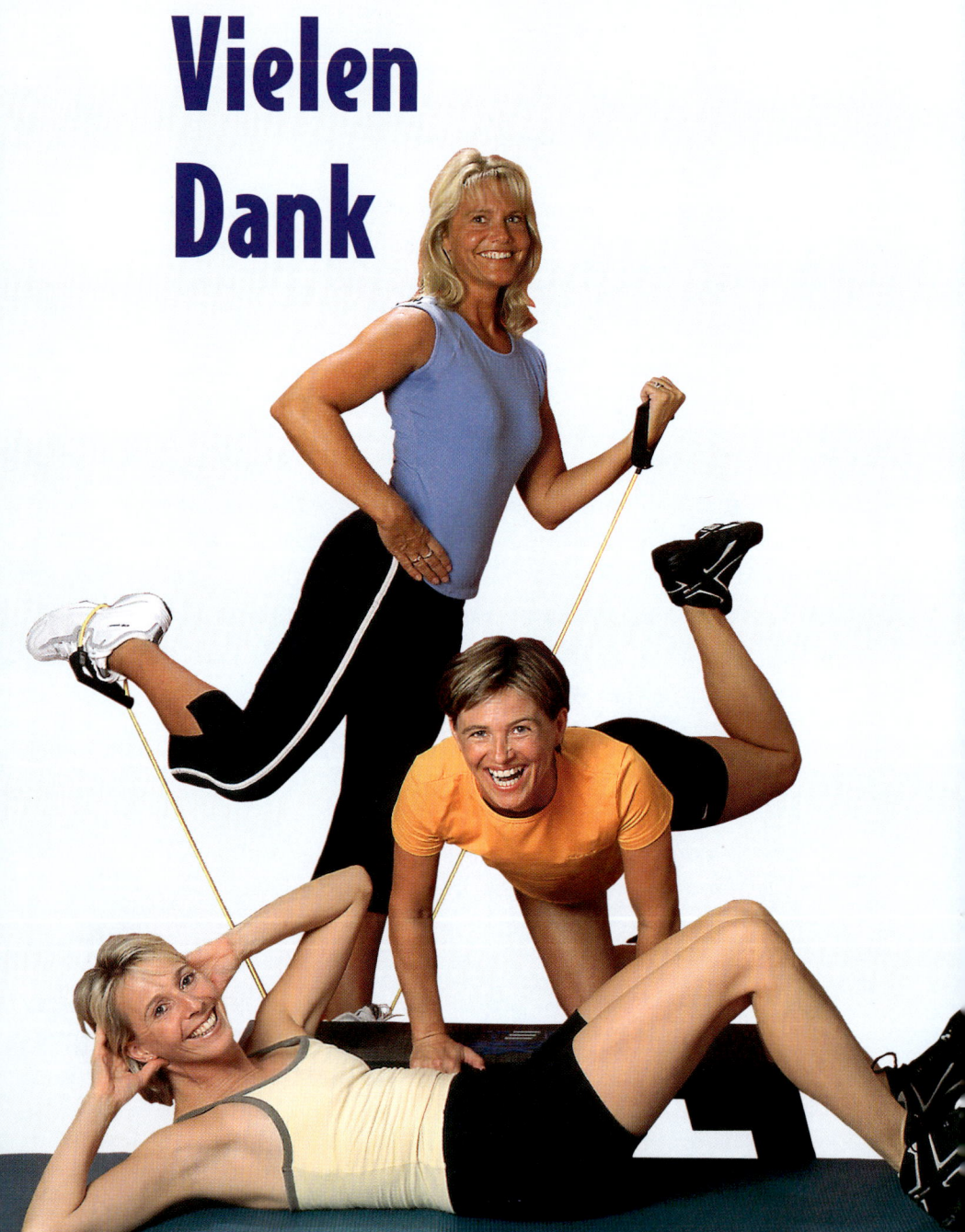

Bauch-Beine-Po ist und bleibt ein Evergreen. Diese Gegebenheit habe ich zum Anlass genommen, dieses Buch zu schreiben. Die starke Unterstützung vieler lieber Menschen in meiner Umgebung hat mir dazu die Motivation gegeben.

Vielen Dank an die Teilnehmer meiner Bauch-Beine-Po-Kurse. Durch euer zahlreiches und regelmäßiges Erscheinen in meinen Stunden habt ihr mir gezeigt, dass ihr gern trainiert und euch über eure Trainingserfolge freut. Durch eure Art zu lachen und Spaß zu haben, habt ihr mir viel positives Feedback gegeben. Es ist sehr nett, dass ich mit euch alles ausprobieren kann – und ihr trotzdem immer wiederkommt.

Danken möchte ich auch allen Trainern und Übungsleitern aus meinen Fortbildungen u. a. beim Landessportverband Schleswig-Holstein, die mich ermutigt haben, noch ein weiteres Buch zu verfassen. Eure Anregungen, eure Darstellung der Bedürfnisse von Trainern und eure Kritik haben mir sehr viel gebracht.

Meiner Fotografin Tini Braune und meinen Fotomodels Astrid Föderler, Corinna Stegmann und Karin Pfeiffer gilt ebenfalls großer Dank. Klasse, dass ihr euch so viel Zeit genommen habt.

Dank gilt auch den Firmen: Sportlädchen, Donna Danton und TOGU, die mich mit Geräten und Bekleidung großzügig unterstützt haben.

Ein ganz besonderer Dank gilt meinem Mann, der mir sehr viel Geduld entgegenbringt. Er hat mit unserem kleinen Sohn viele, viele Ausflüge unternommen, damit ich in Ruhe schreiben konnte.

Ulli Heldt

2. KAPITEL

Die Wahrheit

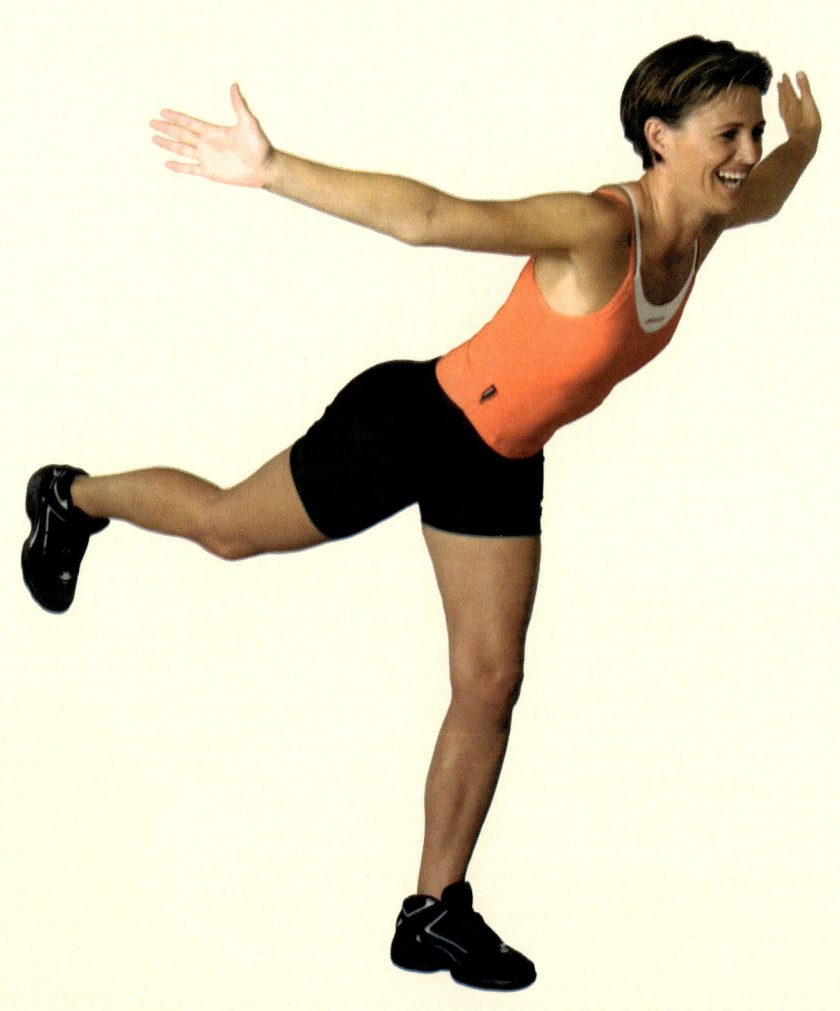

Die Nachfrage nach Kursen und Fortbildungen mit dem Thema Bauch-Beine-Po ist trotz vieler neuer Trends unverändert hoch. Darum gibt es dieses Buch. Es soll Trainern und Übungsleitern viele Ideen und Anregungen für ihren Unterricht geben. Zahlreiche Variationen, unterschiedliche Intensitäten und variable Möglichkeiten des Geräteeinsatzes erlauben es dem Trainer, einen differenzierten und auf die Teilnehmergruppe angepassten Unterricht durchzuführen. Dieses Buch lässt sich entweder als umfassendes Lehrbuch zum Bauch-Beine-Po-Unterricht oder als Nachschlagewerk für einzelne Übungen nutzen. Sowohl Anfänger als auch Fortgeschrittene können profitieren.

Eine Bauch-Beine-Po-Stunde weckt bei vielen Teilnehmern hohe Erwartungen. „Nur 10 Minuten tägliches Training und die Cellulitis reduziert sich um 50 %!", „In vier Wochen zum Waschbrettbauch!" oder: „Durch Übung XY zum knackigen Po!" Das sind Schlagzeilen, mit denen in vielen Frauenzeitschriften und auch in einigen Büchern geworben wird. Es sind oft, so Leid mir das auch tut, leere Versprechungen. Trainingswissenschaftlich haltbar sind solche Aussagen nicht.

Die Frage ist nun: Was bringen Bauch-Beine-Po-Stunden wirklich? Welche Übungen sind effektiv? Was sagen wir unseren Teilnehmern und wie sagen wir es? Denn: Viele Teilnehmer kommen in unsere Kurse, um straffere Beine und weniger Bauch zu bekommen. Können wir einer solch hohen Erwartungshaltung entsprechen?

Ja, es ist wahr: Durch allgemeines sportliches Training, aber auch durch gezielte Übungen kann man sein Gewebe straffen, die Muskulatur aufbauen und Fett abbauen. Man ist leistungsfähiger und erholt sich schneller. Die Körperhaltung und damit die Ausstrahlung verbessern sich, wodurch das Selbstbewusstsein und Selbstwertgefühl steigt. Letztendlich steigert Fitnesstraining, also auch Bauch-Beine-Po, die Lebensfreude und trägt somit zu einer höheren Lebensqualität bei.

Das hört sich doch gut an, oder? Die Frage lautet nun: Was muss ich tun, damit ich diese Ziele auch erreiche? Wie hart und wie oft muss ich trainieren? Welche Ziele sind realistisch und welche nicht? Solche Fragen werden in den folgenden Kapiteln beantwortet[1].

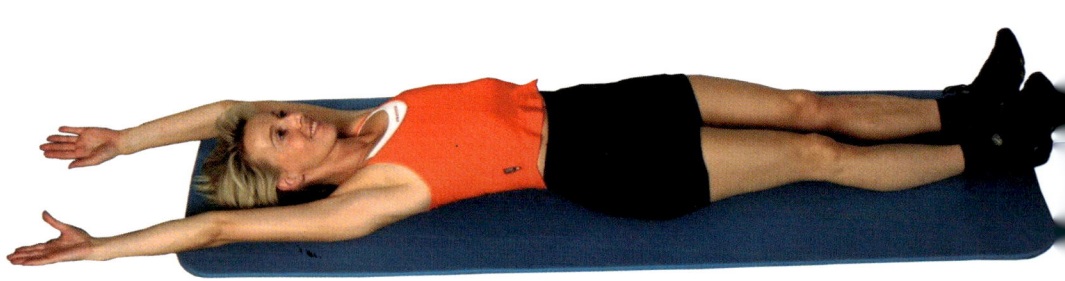

---

[1] Alle Fragen werden nach dem heutigen Wissensstand geklärt. Ob es in 10 Jahren andere Antworten gibt, kann man nicht wissen, wohl aber vermuten.

2.1 Typische Fragen der Teilnehmer an den Trainer

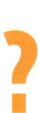

Ich bin das erste Mal da. Was muss ich beachten?

Zunächst ist es wichtig, vor Beginn der Stunde ein kurzes Gespräch mit dem Trainer zu führen, damit dieser über eventuelle gesundheitliche Einschränkungen und den Fitnesszustand informiert ist. Grundsätzlich gilt für jede Sportart, die man neu betreibt: Ungewohnte Bewegungen sind für den Körper zunächst fremd. Er muss sich auf neue Übungen einstellen, neue neurale und koordinative Lösungen finden und Bewegungsabläufe automatisieren lernen. Daher ist es nicht verwunderlich, dass der Körper manchmal mit Muskelkater oder Verspannungen reagiert.

Eine wichtige Empfehlung, die man für die erste Stunde geben kann, ist folgende: Die erste Stunde sollte als Schnupperkurs angesehen werden. Da der Teilnehmer weder hinsichtlich des Ablaufs noch der Intensität der Übungen weiß, was auf ihn zukommt, sollte er die Stunde vorsichtig angehen. Der erste Kurs muss nicht unbedingt als Trainingseinheit, sondern eher als Ausprobieren und Testen angesehen werden. In der Praxis bedeutet das, dass nicht alle Übungen mit langer Dauer oder mit großer Intensität durchgeführt werden müssen, sondern nur nach individuellem Bedarf. Dieses Vorgehen fördert die unerlässliche und über alle Maßen wichtige Selbsteinschätzung des Teilnehmers.

Es versteht sich von selbst, dass der Trainer während der Stunde besonders auf Neulinge ein Auge wirft und viele Hinweise zur Reduktion von Intensitäten geben sollte.

Welche Bekleidung und welche Schuhe brauche ich für eine Bauch-Beine-Po-Stunde?

Hinsichtlich der Textilien braucht man kein besonderes Outfit. Es reicht völlig aus, wenn man in bequemer Leggins oder Jogginghose zum Sport geht. Ein enges oder weites T-Shirt kann man je nach Belieben wählen. Wichtig ist nur, dass man für die Stretch- und Relaxphase am Ende der Stunde einen Pulli mitbringt, den man bei Bedarf anziehen kann.

Dass man im Sport funktionelle Schuhe trägt, ist allerdings von großer Wichtigkeit. Schuhe mit einer guten Dämpfung, besonders im Vorderfußbereich, und einer guten Stabilisation für seitliche Bewegungen sind unerlässlich. Durch einen sicheren Stand und eine gute Federung werden die Gelenke und die Wirbelsäule geschützt sowie die Wirksamkeit einiger Übungen verbessert.

In der Praxis kommt es manchmal vor, dass Teilnehmer ihre Schuhe vergessen oder sehr unfunktionelle Schuhe mitbringen. Diese Teilnehmer können selbstverständlich trotzdem an diesem Kurs teilnehmen, sollten aber auf die oben genannten Punkte hingewiesen werden. Grundsätzlich ist der Kauf guter Aerobic-Schuhe[2] eine wichtige Investition in die Gesundheit.

? Ich kann nur 1 x in der Woche trainieren. Reicht das?

Ja, aber man darf keine Wunder erwarten. Es ist besonders wichtig, dass dem Teilnehmer klar gemacht wird, dass 1 x pro Woche Training viel mehr bringt als überhaupt nicht zu trainieren.

Der Körper wird insbesondere hinsichtlich des Bewegungslernens und der Koordination sehr gut trainiert. Die Ausdauer und die Kraft werden ebenfalls gefördert. Allerdings reicht dieser Trainingsreiz im Allgemeinen nicht aus, um eine merkliche Steigerung des Fitnesszustandes zu erreichen. Aber eine Beibehaltung des Niveaus ist in einigen Fällen ja auch nicht schlecht. Dem Teilnehmer sollte jedoch klar sein, dass mit einem einmaligen Training pro Woche bezüglich des zu geringen Kalorienmehrverbrauchs nicht viel erreicht werden kann.

Laut dem Prinzip der **Superkompensation**, also dem Gesetz der Anpassung des Körpers an Belastung, wäre durchschnittlich ein Training zur Steigerung der Fitness von 2-3 x pro Woche förderlicher. Dies hängt aber stark von der Art, der Dauer und der

---

[2] Gut beraten wird man bei www.sportlaedchen.de.

Intensität der Übungen ab sowie von der Güte des Trainingszustandes eines jeden Einzelnen. Die Häufigkeit des Trainingsreizes sollte daher in Abstimmung mit dem Trainingsziel individuell festgelegt werden.

Welche Art von Fitnesskursen kann ich neben Bauch-Beine-Po-Stunden noch besuchen?

In Bauch-Beine-Po-Stunden wird hauptsächlich der Unterkörper in Form von lokaler Muskelausdauer und Muskelkraft trainiert. Es empfiehlt sich also, einen Kurs zu finden, der vermehrt die Arme und den Rücken anspricht. Eine Wirbelsäulengymnastik oder ein zusätzliches Training für den Oberkörper an den Geräten bietet sich an. Außerdem wird in Bauch-Beine-Po-Kursen die allgemeine Ausdauer nicht ausreichend gefördert. Ein Kurs, wie z. B. Kick-and-Box-Aerobic, Steppaerobic oder Walking bzw. Jogging sollte zur Förderung der Ausdauerleistungsfähigkeiten 1 x in der Woche in den Trainingsplan aufgenommen werden. Daneben wäre ein Kurs optimal, der sowohl den Körper als auch den Geist anspricht. Eine Mind-Body-Stunde, Power Fit Yoga oder ähnliche Kurse wirken entspannend und geben neue Energie.

Sollte ich noch zusätzlich im Studio an den Geräten trainieren?

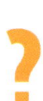

Wie oben schon angesprochen, ist ein Training der Arm- und Rückenmuskulatur zu empfehlen. Das kann man an Geräten, an Seilzügen wie auch mit freien Gewichten erreichen.

Möchte man sich bezüglich der Kraftfähigkeiten und des Muskelumfangs steigern, empfiehlt sich ebenfalls ein Training an den Geräten, da hier der Widerstand sehr individuell eingestellt werden kann. Denn in einer Bauch-Beine-Po-Stunde werden ja bekanntlich Übungen für alle angeboten. Auf individuelle Bedürfnisse oder auf den Fitnesszustand eines jeden Einzelnen wird zwar mittels Variationen eingegangen, für einen optimalen, individuellen und effektiven Trainingseffekt reicht das jedoch meist nicht ganz aus.

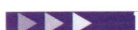

Die meisten Teilnehmer aus den Bauch-Beine-Po-Kursen haben aber nicht so hohe Ziele. Sie wollen lieber ihre allgemeine Fitness verbessern und in der Gruppe motiviert werden. Dafür sind diese Kurse optimal.

Darf ich während der Stunde etwas trinken?

Ja, selbstverständlich. Da die meisten Leute sowieso zu wenig trinken, sollte der Trainer mindestens eine Trinkpause einplanen und darüber hinaus darauf hinweisen, dass jeder zusätzlich Flüssigkeit zuführen kann, wenn ihm danach ist. Meist merkt man erst während einer körperlichen Belastung, dass man im Laufe des Tages zu wenig getrunken hat.

Weil ich abnehmen möchte, habe ich den ganzen Tag sehr wenig gegessen. Ich fühle mich ziemlich schlapp. Darf ich trotzdem jetzt Sport treiben?

Wenig essen und Leistungsfähigkeit passen nicht zusammen. Der Teilnehmer sollte unbedingt darauf achten, dass im Laufe des Tages genügend hochwertige Nähr- und Vitalstoffe zugeführt werden. Das darf gern eine kalorienreduzierte Ernährung sein, sollte den Körper jedoch nicht in einen Mangel führen. Genaueres dazu kann der Teilnehmer mit einer Ernährungsberatung absprechen.

Grundsätzlich sollte dem Teilnehmer klar gemacht werden, dass eine Trainingseinheit wenig bringt, wenn der Körper nicht genügend leistungsfähig ist. Für einen optimalen Stoffwechsel und eine optimale Fettverbrennung sind Nähr- und Vitalstoffe unerlässlich. Zudem kann der Blutzuckerspiegel zu weit absinken, sodass Kreislaufprobleme oder auch Krämpfe auftreten können.

Der Trainer sollte mit dem Teilnehmer zusammen entscheiden, ob er an dem Kurs teilnehmen kann oder nicht. Die Verantwortung liegt beim Teilnehmer selbst. Auf jeden Fall deutet der Trainer auf die Gefahren hin und weist den Teilnehmer an, vorsichtig zu sein und „nicht volle Pulle" zu geben.

Eine allgemeine Information über gesunde Ernährung und effektives Training für die ganze Gruppe bietet sich förmlich an.

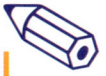

Ich bin nach jeder Stunde wie aufgedreht und kann nicht schlafen. Woran liegt das?

Das kann einerseits daran liegen, dass die sportliche Betätigung ungewohnt ist und der Körper sich zunächst noch daran gewöhnen muss. Andererseits ist es möglich, dass die Trainingsbelastung zu hoch ist. Durch zu intensive Belastung kommt der Körper in einen ungünstigen anaeroben Zustand, bei dem Stoffe frei werden, die den Organismus belasten. Zu nennen sei hier das **Laktat**. Dieses auch **Milchsäure** genannte Abbauprodukt fällt an, wenn dem Körper oder dem einzelnen Muskel Sauerstoff fehlt. Dem Teilnehmer ist zu empfehlen, die Intensität zu senken und mehr in sich hineinzuhören.

Als Faustformel gelten zwei Regeln:

1. Eine Ausdauerbelastung sollte einen subjektiv angenehmen Bereich nicht überschreiten. Das bedeutet, dass man sich nur so hoch belastet, dass eine Unterhaltung noch möglich ist.
2. Eine Beanspruchung der Muskulatur sollte nicht in den Schmerzbereich hineingehen.

Bei Kräftigungsübungen gilt: Lieber öfter die Belastung wechseln und mehrmals eine Pause einlegen, als bis zur Schmerzgrenze kämpfen. Die Übungen sind effektiver, wenn sie dafür sicherer und in mehreren Sätzen ausgeführt werden. Vor einiger Zeit galt noch, den Muskel bis zur Erschöpfung und bis zum „Brennen" so lange zu beanspruchen, bis eine völlige Erschöpfung aufgetreten ist. Von diesem Prinzip geht man heute weg, zu Gunsten von Pausen, besserer Durchblutung und aerobem Training.

Dass man nicht schlafen kann, könnte aber auch daran liegen, dass der Trainer sehr viel Energie und Enthusiasmus versprüht und die Kunst der Motivation und Animation absolut gut beherrscht.

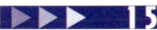

Kann sich Fett in Muskeln umwandeln?

Nein! Muskel- und Fettstrukturen sind zwei völlig unterschiedliche Gewebe. Die Niere wandelt sich ja auch nicht in die Leber um, oder?

Speicherfett stellt eine Energiequelle für den Körper dar. Muskulatur besteht vor allem aus Eiweißstrukturen. Aus Fett kann kein Eiweiß entstehen. Man kann aber die Dicke des Unterhautfettgewebes durch entsprechendes fettverbrennendes Training, z. B. in Form von allgemeinem Ausdauertraining und angepasster Ernährung, reduzieren. Ein zusätzliches Training der darunter liegenden Muskulatur wirkt sich positiv auf die Körperkomposition und auf das Verhältnis von Muskel- und Fettmasse aus.

Im Übrigen geht mit der Erhöhung der Muskelmasse eine Steigerung des Grundumsatzes einher. Dies hat einen vermehrten Kalorienverbrauch in Ruhe zur Folge und unterstützt die Energiebilanz.

Wird mein Bauch flacher, wenn ich Bauchübungen mache?

Einerseits ja, einerseits nein.

Ein Bauchtraining kann sich positiv auf die Haltung und auf die Körperwahrnehmung auswirken. Verbesserte Körperhaltungen und eine vermehrte Körperspannung führen meist dazu, dass der Bauch flacher und besser aussieht.

Durch ein intensives Training kann aber auch der Querschnitt der Muskulatur zunehmen, sodass sich der Bauch in manchen Fällen nicht verändert oder eher dicker wirkt.

Ganz entscheidend ist jedoch das Fettgewebe über der Bauchmuskulatur. Wird das Fettgewebe reduziert, sieht der Bauch flacher aus. So einfach ist das. Erreichen kann man die Fettreduzierung am Bauch aber nicht durch ausschließliches Bauchmuskeltraining. Allgemeines aerobes Ausdauertraining und entsprechende Ernährung sind die wichtigsten Säulen.

Die Wirkung des Bauchmuskeltrainings hinsichtlich der Fettverbrennung ist zu vernachlässigen.

Folgender Grundsatz gilt: Nicht nur da, wo ich trainiere, nehme ich gezielt ab. Fett reduziere ich durch allgemeines, regelmäßiges Training und die richtige Ernährung. Muskelaufbau hingegen lässt sich lokal beeinflussen.

Verschwindet meine Cellulite, wenn ich die Gesäßmuskulatur trainiere?

Wenn man stark daran glaubt, wird es vielleicht etwas. Genau wie Cremes, Massagen und eine richtige Ernährung kann auch Sport mehr oder weniger dazu beitragen, die Cellulite zu verringern. Fitnesstraining steigert die Durchblutung sämtlicher Gewebe, also auch diejenige des Fettgewebes, und trägt zur Verbesserung des Stoffwechsels bei. Von daher ist es wahrscheinlich, dass man kleine Erfolge verspüren kann. Training der Gesäßmuskulatur und der Beine führt zu einem strafferen Muskelgewebe und kann die Form verändern. Auch aus dieser Sicht schadet ein Training nie. Aber ganz ehrlich: Wenn man Cellulite hat, dann hat man sie, denn auch die genetische Veranlagung spielt eine Rolle. Große Veränderungen kann man nicht herbeiführen.

Für den Trainer ist dieses Thema sehr heikel. Die richtigen Worte zu finden, die Wahrheit zu sagen, die Teilnehmer aber nicht zu frustrieren, ist nicht so ganz einfach. Für alle ist es jedoch wichtig zu wissen: Es gibt wirklich Schlimmeres als Cellulite. Vielleicht sollte man einfach seine Einstellung ändern!

Ich möchte an den Oberschenkeln abnehmen, welche Übungen muss ich durchführen?

Gezieltes Abnehmen an bestimmten Körperregionen ist nicht möglich. Allgemeine Gewichtsreduktion wird aber auch an den gewünschten Stellen Erfolge verzeichnen.

Bezüglich der Übungen gilt das Gleiche, was auch für die Bauchübungen gilt. Nicht nur da, wo man trainiert, nimmt man ab, sondern überall am Körper. Gezielte Übungen für die Beinmuskulatur können aber helfen, den Beinen eine bessere Form zu geben.

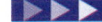

Jetzt trainiere ich schon eine ganze Weile und habe noch kein Gramm abgenommen, was mache ich falsch?

Das kann natürlich viele Gründe haben:

a) Vielleicht wurde mit der zusätzlichen Trainingsbelastung auch gleichzeitig die Kalorienzufuhr erhöht.

b) Eventuell ist die Trainingsbelastung zu hoch, sodass zu oft im anaeroben Bereich trainiert wurde (Belastungen außerhalb des aeroben Bereichs verbrennen nur Kohlenhydrate, aber keine Fette). Diese Theorie ist aber eher unwahrscheinlich, wenn es sich bei dem Training um Bauch-Beine-Po-Stunden handelt. Die allgemeine Trainingsbelastung im Ausdauerbereich ist selten so hoch, dass der Teilnehmer im anaeroben Bereich trainiert.

c) Die Trainingsbelastung ist zu niedrig. Der Trainer sollte nachfragen, wie oft und wie lange in der Woche trainiert wurde. Wenn das Ziel eine Gewichtsreduktion ist, sollte oft und mit mittlerer Intensität, und zwar nicht nur in Bauch-Beine-Po-Kursen, trainiert werden. Ein allgemeines Ausdauertraining mit der richtigen Herzfrequenz sowie eine gezielte Nahrungsumstellung sollte Voraussetzung sein.

d) Sehr wahrscheinlich ist, dass sich die Körperkomposition verändert hat. Das Verhältnis zwischen Fett- und Muskelgewebe hat sich in der Form verändert, dass der Körper zwar weniger Fett, dafür aber mehr Muskelmasse aufgebaut hat. Aus dieser Sicht kann es sein, dass auf der Waage kein Unterschied zu sehen ist, im Spiegel aber schon!

Kann ich mit Stretching nach dem Sport Muskelkater vermeiden?

Nein! Nach neueren Erkenntnissen wird Muskelkater durch feinste Risse in der Muskulatur hervorgerufen. Ein Stretching kann, wenn die Verletzung schon stattgefunden hat, logischerweise auch nichts mehr verhindern. Ob es den Muskelkater hingegen verschlimmern kann, ist noch nicht ganz geklärt.

Ein gezieltes Aufwärmtraining mit allgemeinen Übungen zur Steigerung der Herz-Kreislauf-Tätigkeit und der Muskeldurchblutung bereitet im Zusammenhang mit leichten, dynamischen Dehnungen die Muskeln so vor, dass die Entstehung des Muskelkaters eher unwahrscheinlich ist.

Lindernde Maßnahmen wie heiße Bäder, wenig Bewegung tun der Muskulatur gut. Ein Training mit der gleichen Intensität und einer ähnlichen muskulären Belastung sollte vermieden werden.

2.2 Fragen, die sich der Trainer stellen sollte

2.2.1 Unterrichtsmethodische Fragen

Welche theoretischen Kenntnisse benötige ich, um einen guten Unterricht zu führen?

In Bauch-Beine-Po-Stunden geht es hauptsächlich um Muskeltraining und Kräftigungsübungen. Man benötigt also Wissen über die einzelnen Muskeln und somit auch über die Funktionalität von Übungen. Man muss entscheiden können, welche Übungen eine bestimmte Muskelgruppe ansprechen und welche Übungen ein Risiko für Gelenke oder Wirbelsäule darstellen. Des Weiteren sind Kenntnisse vom Ablauf eines Aufwärmprogramms und einer Dehnungs- und Entspannungsphase, die sowohl der Teilnehmergruppe als auch der Hauptphase der Stunde angepasst ist, notwendig. Ebenso muss der Trainer entscheiden können, wie man bei gesundheitlichen Beeinträchtigungen vorgehen soll. Denn man darf nie vergessen: Ein Übungsleiter hat die Verantwortung für seine Teilnehmer und muss wissen, welche Übungen für wen geeignet sind und welche nicht.

Neben den trainingswissenschaftlichen Kenntnissen braucht ein guter Trainer Wissen über den Stundenablauf, über den Einsatz von Zusatzgeräten und den Einsatz von Musik. All das lernt

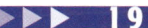

man umfassend in einer Aerobic-Ausbildung[3]. Eine gute Grundlage bietet ebenso eine Übungsleiterausbildung der Sportverbände. Darauf aufbauend sollten jedoch spezielle Fortbildungen besucht werden, bei denen Kräftigung, Muskellehre und funktionelle Übungen behandelt werden.

?

Welche praktischen Fähigkeiten brauche ich, um einen motivierenden Unterricht zu führen?

Neben den oben genannten theoretischen Kenntnissen benötigt ein guter Trainer Unterrichtskompetenz. Es nützt alles Wissen nichts, wenn man nicht die Fähigkeiten besitzt, mit Menschen umzugehen. Die wichtigsten Fähigkeiten, die ein Trainer mitbringen muss, sind die zur Motivation und Kommunikation. Ist eine Stunde noch so gut vorbereitet, der Trainer optimal ausgebildet, die Kursinhalte noch so sorgfältig ausgewählt, fehlt die Motivation, ist alles für die Katz.

Motivation bedeutet, sich auf andere einstellen zu können, sich einzufühlen, aber auch zu animieren und zu unterhalten. Und das geht nur, wenn man voll hinter seiner Sache steht und selbst Spaß daran hat.

Einige Trainer sagen, dass sie es schwierig finden, die Teilnehmer zu motivieren und zu animieren. Der wichtigste Tipp, den ich dazu geben kann, ist folgender: Seien Sie so, wie Sie sind und lernen Sie, humorvoll zu sein. Zeigen Sie Freundlichkeit und Natürlichkeit – und unterrichten Sie mit Herz.

In einer Bauch-Beine-Po-Stunde ist es darüber hinaus wichtig, die Teilnehmer zu betreuen. Das bedeutet, dass die Übungen umfassend erklärt werden müssen, dass gesagt wird, worauf es ankommt und welche Muskelgruppe die jeweilige Bewegung anspricht. Angaben zur Intensitätssteigerung wie auch zur Verringerung des Schwierigkeitsgrades dürfen ebenso nicht fehlen wie individuelle Korrekturen.

---

[3] Informationen dazu gibt es bei Teamwork (info@team.at.work.de) oder beim Landessportverband Schleswig-Holstein (bildungswerk@lsv-sh.de).

Sehr hilfreich ist es, wenn der Trainer die Namen der Teilnehmer kennt und eine persönliche Atmosphäre aufbauen kann. Die Motivation und der Spaß kommen dann von ganz allein.

Welche Zielgruppe habe ich im Allgemeinen in einer Bauch-Beine-Po-Stunde?

Es ist so und es wird wahrscheinlich auch so bleiben: Bauch-Beine-Po-Kurse besuchen überwiegend Frauen. Hinsichtlich der Altersstruktur ist die Gruppe jedoch meist gemischt. Von 20-70 kann man jedes Alter, aber auch jedes Fitnessniveau finden.

Wenn sich jemand entscheidet, nach längerer Pause mit Sport anzufangen, wählt derjenige oft einen Bauch-Beine-Po-Kurs. Der Teilnehmer hat schon allein wegen des Namens eine ungefähre Vorstellung, welche Inhalte geboten werden. Kurse mit den Bezeichnungen Bodyshape, Bodysculpt oder ähnliche sind meist nur für Insider ein Begriff und werden von Einsteigern gemieden. Man kann also sicher sein, dass sich in einer Bauch-Beine-Po-Stunde des Öfteren Anfänger einfinden.

Viele Teilnehmer besuchen aber auch aus folgendem Grund eine Bauch-Beine-Po-Stunde: Sie können sicher sein, dass keine Schrittkombinationen unterrichtet werden oder sehr viel gehüpft wird. Nicht allen liegt die Bewegung nach Musik. In einer Bauch-Beine-Po-Stunde ist es hingegen viel einfacher, dem Takt zu folgen als in einem Aerobic- oder Steppkurs.

Sollte ich zur Motivationserhöhung jede Übung mit der Gruppe trainieren?

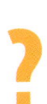

Nein, das ist nicht notwendig und eher ungünstig. Wie soll man die Gruppe kontrollieren, auf alle achten, Alternativen finden und korrigieren, wenn man selbst für sich trainiert? Es sollte das Ziel des Trainers sein, die Teilnehmer optimal zu betreuen und zu motivieren. Das eigene Training muss in den Hintergrund gestellt werden. Selbstverständlich kann der Trainer die Übungen mitmachen, wenn die Teilnehmer die Bewegungen richtig ausführen. Denn auch das ist Motivation. Der Trainer muss also über genügend Fingerspitzengefühl verfügen, um im Unterricht eine gute Mischung zu zeigen.

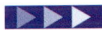

Noch ein wichtiger Tipp: Gerade für Anfänger oder für Teilnehmer mit niedrigem Fitnesszustand ist es frustrierend, wenn ein gut trainierter Übungsleiter die schwierigsten Übungen wie im Handumdrehen bewältigt. Der Motivation der Teilnehmer tut es keinen Abbruch, auch mal leichtere Varianten einer Übung mitzumachen.

Was unternehme ich, damit die Teilnehmer meines Kurses immer wiederkommen?

Nicht vergessen: Frauen sind kommunikative Wesen[4]. Kontakt, Betreuung und Motivation sind das A und O.

Darüber hinaus ist es wichtig, dass der Trainer dem Teilnehmer keine falschen Versprechungen macht. Hinsichtlich der Trainierbarkeit des Bindegewebes, des Kalorienverbrauchs und der Effektivität sollte, wenn auch diplomatisch, die Wahrheit gesagt werden.

Wie kann ich lernen, eine Gruppe zu motivieren?

Um den Einstieg zu finden, kann man entsprechende Fortbildungen besuchen, in denen Kommunikation und Motivation im Vordergrund stehen. Eine Videoanalyse ist ebenfalls sehr hilfreich.

Möchte man anfangen, aus einem eher „technischen" Unterricht, in dem nur gesagt wird, was gemacht werden soll, herauszukommen, sollte man zunächst den persönlichen Kontakt suchen. Es hilft, wenn der Trainer schon einige Minuten vor der Stunde anwesend ist, um persönliche Gespräche zu führen. Die Fähigkeit zum Smalltalk ist mit wenig Übung leicht erlernbar. Wenn der Trainer sich nach und nach die Namen der Teilnehmer merkt und diese auch namentlich anspricht, kommt automatisch eine Atmosphäre auf, die über einen Smalltalk hinausgeht.

Während der Stunde sollte der Trainer zunächst damit beginnen, eine bessere Betreuung anzubieten.

---

[4] Zu diesem Thema gibt es ein sehr interessantes und hilfreiches Buch: „Warum Frauen nicht einparken und Männer nicht zuhören können" s. Literaturliste.

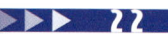

Er sollte nicht nur sagen, was gemacht werden soll, sondern auch wie, also mit welcher Intensität oder Dynamik. Dazu gehören u. a. individuelle Übungen und angemessene Korrekturen.

Wird mit einer variablen Stimmlage und unterschiedlicher Betonung unterrichtet, so klingt die Stimme des Trainers weniger befehlshaft, sondern motivierend und anspornend.

Bekannte Motivationstrainer haben einmal gesagt: „Man kann das Feuer nur in anderen entfachen, wenn es selbst in einem brennt!"[5]. An diesem Ausspruch hängt das Geheimnis guter Motivation. Wenn der Trainer Energie und Enthusiasmus ausstrahlt, wird sich das auf die Gruppe übertragen.

Mit einer Basis aus Begeisterung und Schwung wird jede Bauch-Beine-Po-Stunde zu einem unvergesslichen Ereignis. Begleiten Sie Ihre Teilnehmer mit einer lockeren Atmosphäre, mit Humor und Spaß, mit Bewegung und Entspannung durch eine positive Trainingseinheit für Körper und Geist.

Wie soll ich vorgehen, wenn ein Teilnehmer die Übung nicht richtig durchführt?

Angemessene Korrekturen durchzuführen, ist nicht immer ganz einfach. Einige Teilnehmer bevorzugen die individuelle Betreuung und begrüßen es, persönlich korrigiert zu werden. Anderen wiederum ist es unangenehm, korrigiert und verbessert zu werden. Der Trainer hat die Möglichkeit, sich langsam vorzutasten:

1. Er wiederholt die Anweisungen für eine korrekte Bewegungsausführung und benutzt möglichst eine andere Formulierung.

2. Der Trainer sucht den Augenkontakt mit dem zu korrigierenden Teilnehmer und gibt ihm nonverbal zu verstehen, wie die Haltung korrigiert werden sollte.

3. Führt der Teilnehmer die Bewegung immer noch nicht richtig aus, sollte der Trainer zu der betreffenden Person hingehen und sie ansprechen. Manchmal klärt sich im Gespräch schon

---

[5] Buchempfehlung: „So haben Sie Erfolg" von Jörg LÖHR & Ulrich PRAMANN.

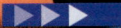

einiges. Warum der Teilnehmer die Übung nicht korrekt ausführt, kann verschiedene Gründe haben: Er hat die Anweisungen akustisch nicht verstanden, er verfügt über zu geringe Bewegungserfahrungen oder eine gesundheitliche Einschränkung oder ein Schmerz veranlasst ihn zu einer anderen Ausführung.

Tipp

Wenn keine Korrektur hilft, kann man ja auch die Übung wechseln.

4. Wenn es weiterhin nötig ist, zu korrigieren, kann der Trainer in Absprache mit dem Teilnehmer diesen berühren und in die richtige Richtung führen. Im Übrigen ist es für Teilnehmer angenehmer, an den so genannten *Hardpoints* berührt zu werden. Dazu gehören Füße, Knie, Schultergelenke, Ellbogen und Handgelenke. Unangenehmer empfinden die Teilnehmer Berührungen an Oberschenkeln, Taille, Bauch und Oberarmen.

Bin ich fit genug, um eine Stunde durchzuführen?

Man braucht nicht fit zu sein, man muss die Kunst der Motivation verstehen. Durch Enthusiasmus und Energie kommt die Fitness von ganz allein!

2.2.2 Trainingswissenschaftliche Fragen

Wie erlange ich optimale Trainingseffekte bei meinen Teilnehmern?

Zunächst muss noch einmal geklärt werden, welches Ziel die Teilnehmer mit der Bauch-Beine-Po-Stunde verfolgen. Die meisten Teilnehmer erwarten Kräftigungsübungen mit einem straffenden Effekt. Ein Hypertrophietraining, also ein Training mit dem Ziel der Kraftzunahme mittels Muskelwachstum, wollen die wenigsten. Die meisten freuen sich über regelmäßige Bewegung, über einen Kraftzuwachs, ohne dass Muskelberge aufgebaut werden, über eine sportlichere Figur und über ein Fettverbrennungstraining.

Erfahrungen aus verschiedenen Studios und Vereinen zeigen, dass viele Bauch-Beine-Po-Teilnehmer im Durchschnitt nur 1 x pro Woche an den Kursen teilnehmen. Weniger als 30 % nehmen 2 x pro Woche an den Kursen teil. Vor diesem Hintergrund lässt sich diese Frage nach dem optimalen Trainingseffekt einfacher beantworten. Sie wird im Folgenden im Detail geklärt.

a) Wie hoch sollte die Intensität bei einzelnen Übungen sein?

Ein umfangreiches Muskelwachstum ist bei einem Trainingsumfang von 1 x wöchentlich nicht zu erwarten. Daher kann die Belastung mit submaximalen Kontraktionen, also 60-85 % der Maximalkraft, erfolgen, ohne dass eine nennenswerte Hypertrophie der Muskulatur stattfindet. Kraftausdauermethoden von 50-60 % der maximalen Kraft sind ebenfalls zu empfehlen. Dieses breite Spektrum gibt dem Trainer eine große Auswahl an Übungsmethodik und erlaubt einen variablen Einsatz von Zusatzgeräten.

Hat man viele Anfänger in der Stunde, empfiehlt sich für diese Gruppe ein Training im Kraftausdauerbereich. Die Widerstandsbelastung ist nicht so hoch und der Teilnehmer kann sich koordinativ besser auf die Übung einstellen. Darüber hinaus liegt bei geringerem Widerstand die Verletzungsgefahr bzw. die Wahrscheinlichkeit der Muskelkaterentstehung niedriger.

Die Intensität sollte so gewählt werden, dass die Übungen von Anfang bis Ende mit der richtigen Technik und mit einer gleich bleibenden Geschwindigkeit ausgeführt werden können. Belastungen bis an die Schmerzgrenze sind nicht notwendig.

b) Wie viele Wiederholungen sollte ich pro Übung unterrichten?

Geht man, wie oben beschrieben, von einer Intensität von 60-85 % aus, ergibt sich eine Wiederholungszahl von 10-40 pro Serie. Eine größere Wiederholungszahl ist nicht sinnvoll.

Nach Prof. Dr. D. SCHMIDTBLEICHER sollte jedoch weniger die Anzahl der Wiederholungen, sondern die Dauer der Übung eine Rolle spielen. Nach Ergebnissen seiner Untersuchungen[6] sollte so trainiert werden, dass der Muskel nach 45-60 Sekunden erschöpft ist. Bei den meisten Übungen und einer „normalen" Geschwindigkeit ergibt sich daraus eine günstige Wiederho-

---

[6] Forschungen an der Johann-Wolfgang-Goethe-Universität in Frankfurt am Main.

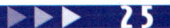

lungszahl von unter 30. Übungen mit einer längeren Dauer sind uneffektiv und lassen zu viel Laktat (Milchsäure) entstehen. Viele Teilnehmer denken zwar, erst wenn es richtig wehtut, sind die Übungen effektiv, sie sollten aber eines Besseren belehrt werden. Für den Trainer heißt das, dass die Widerstandsbelastung hoch genug gewählt wird, damit ein optimaler und gesunder Effekt entsteht. Die Methode, je öfter, desto besser, hat damit ausgedient!

c) Wie viele Serien sollte ich pro Muskelgruppe unterrichten?

Es können 1-3 Serien oder Sätze pro Übung durchgeführt werden. Das liegt ganz in der Entscheidung des Trainers. In Bezug auf den Trainingseffekt macht es wenig Unterschied, ob man die Serie 1 x oder 3 x wiederholt, da in einer Bauch-Beine-Po-Stunde ohnehin unterschiedliche Übungen angeboten werden, die dieselbe Muskelgruppe beanspruchen. Hinsichtlich der Abwechslung und der Motivation empfiehlt sich eher ein Einsatztraining mit Intensitätssteigerungen und Variationen.

d) Sollten die Übungen statisch oder dynamisch ausgeführt werden?

In einer Bauch-Beine-Po-Stunde ist eine dynamische Bewegung einer statischen, also haltenden Ausführung, vorzuziehen. Eine gleichmäßige Bewegungsausführung ist relevanter für den Alltag und gewährleistet eine bessere Durchblutung der Muskulatur. Sie fördert zudem den Spaß an der Stunde und lässt sich motivierender unterrichten. Nur bei Übungen, bei denen eine starke Haltekraft der gesamten Muskulatur erforderlich ist, empfiehlt sich zur Vermeidung von Fehlhaltungen eine statische Ausführung.

e) Wie schnell sollten die Bewegungen ausgeführt werden?

Die Bewegungsgeschwindigkeit kann zur Motivationssteigerung öfter variieren. In jedem Fall muss aber gewährleistet sein, dass die Bewegungen gleichmäßig und ohne Schwung ausgeführt werden. Im Grundsatz gilt: Je langsamer, desto intensiver kann der Teilnehmer der Übung folgen und desto effektiver ist der Trainingsreiz.

Am wichtigsten ist es jedoch, dass das Bewegungstempo dem Stil und der Geschwindigkeit der Musik angepasst ist. Eine dynamische Musik verlangt eine dynamische Ausführung. Eine ruhigere Musik fordert langsamere Bewegungen.

f) Hat der Bewegungsradius einen Einfluss auf den Trainingseffekt?

Ja. Bei allen Übungen sollte zur optimalen Ausnutzung der Muskulatur der gesamte Bewegungsradius ausgenutzt werden. Das bedeutet, dass man größtmögliche Bewegungen in den entsprechenden Gelenken ausführt. Dies setzt selbstverständlich voraus, dass keine unfunktionellen Bewegungen verrichtet werden.

Zu kleine Bewegungen fordern die Muskulatur in zu geringem Maße und wirken einer optimalen Durchblutung entgegen. Zudem fördert die Ausnutzung des gesamten Bewegungsradius die Mobilisation der Gelenke und trägt zur Beibehaltung bzw. Steigerung der Beweglichkeit bei.

g) Wie kann ich mit Kräftigungsübungen einen zusätzlichen Fettverbrennungseffekt erhalten?

Je mehr Muskelgruppen in einer Übung angesprochen werden, desto größer ist die Gesamtbelastung des Körpers. Das bedeutet für die Praxis, dass viele Übungen im Stehen unterrichtet werden sollten. Im Stand werden durch die aktive Haltearbeit mehr Muskeln beansprucht, wodurch entsprechend mehr Energie verbraucht wird. Einige Übungen, wie z. B. Squats oder Ausfallschritte, lassen sich zudem sehr gut mit einfachen Aerobic-Bewegungen verbinden. Je weniger Übungen mit Entlastung der Haltemuskulatur, beispielsweise am Boden, unterrichtet werden, desto besser lässt sich der Fettverbrennungseffekt in die Stunde integrieren.

h) Welche Übungen sind für die Alltagsbewegungen effektiv?

Alltagsbewegungen sind komplex und benötigen eine stabile Bewegungssicherheit. Koordinative Fähigkeiten bilden die Grundlage für Bewegung und sind der zentrale Faktor der Leistungsfähigkeit. Körperwahrnehmung und Bewegungserfahrung sorgen für ein gesundes Fundament zur Bewältigung der Alltags- und Sportbelastung. Übungen, die die inter- und intramuskuläre Koordination ansprechen, fördern diese. In der Praxis heißt das, dass Übungen ausgewählt werden sollten, die einen hohen Balanceanteil aufweisen. Das können sowohl Übungen im Stand als auch am Boden sein. Bewegungen, bei denen der Körper aus dem Gleichgewicht gebracht wird und immer wieder neu die Balance finden muss, sind die effektivsten Übungen, die man in diesem Bereich anbieten kann. Dieses propriozeptive Training lässt sich beispielsweise durch den Einbeinstand oder noch besser durch eine instabile Unterlage, wie sie der Aero-Step®[7] darstellt, optimieren.

i) Kann ich auch Rücken- und Armübungen in meine Bauch-Beine-Po-Stunde einbringen?

Ja! Auch wenn der Kurs Bauch-Beine-Po genannt wird, ist es trainingswissenschaftlich besser, auch andere Muskelgruppen, nämlich die Arme und den Rücken, zu kräftigen. In jeder Stunde sollte deshalb ein kleiner Anteil für diese Körperteile zur Verfügung stehen. Denn: „Was nützt es, wenn man Beine wie Claudia Schiffer, aber einen Rücken wie Quasimodo hat?"[8]

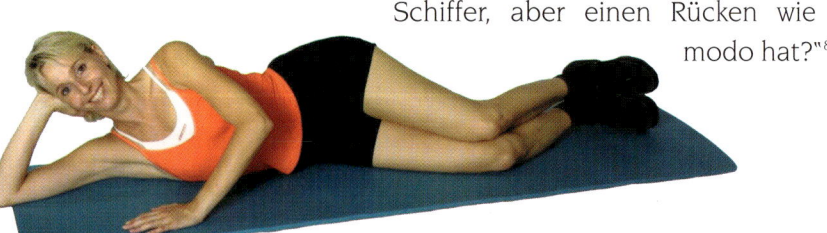

---

[7] Wichtige Informationen dazu gibt es bei www.bco-togu.de.
[8] Zitat meines Kollegen Esben AALVIK während einer Rückenübung in einer Bauch-Beine-Po-Stunde.

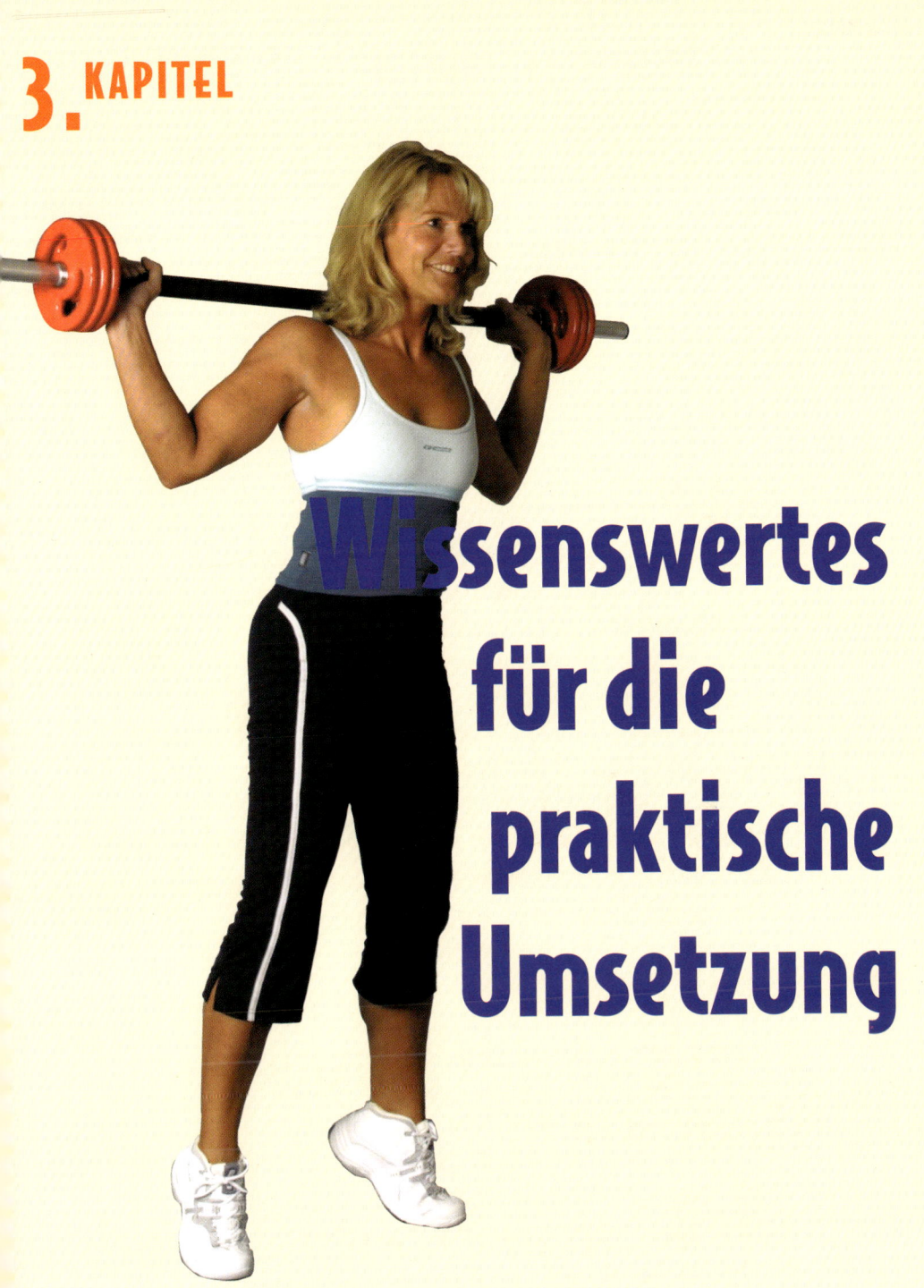

3. KAPITEL

Wissenswertes für die praktische Umsetzung

3.1 Ablauf der Stunde

Obwohl das Fitnessniveau der Gruppen und der einzelnen Teilnehmer sehr unterschiedlich sein kann, soll die folgende Aufstellung einen brauchbaren Anhaltspunkt geben, wie man eine Stunde zeitlich gestalten kann.

2 min	Begrüßung
13 min	Aufwärmphase
20 min	Kräftigungsübungen im Stand
15 min	Kräftigungsübungen am Boden
10 min	Dehnung und Entspannung

Die Begrüßung und die einleitenden Worte eröffnen jede Stunde. Sie fördern eine gute Stimmung, informieren und begünstigen eine persönliche Atmosphäre. In dieser ersten wichtigen Phase der Stunde ist zu empfehlen, den Teilnehmern nützliche Informationen über den Inhalt des Kurses zu geben. Insbesondere Anfängern kann man damit, obwohl man sie vor der Gruppe nicht direkt ansprechen muss, ein sicheres Gefühl geben. Des Weiteren könnte man kurz über aktuelle Themen der Fitnessbranche reden oder neueste Untersuchungen ansprechen. Auch das Aufarbeiten von Zeitungsartikeln verhilft den Teilnehmern nicht nur zu informativem Wissen und neuen Kenntnissen, es gibt ihnen außerdem das Gefühl, dass sie beim Trainer gut aufgehoben sind.

Die inhaltliche Einteilung der Aufwärm-, Kräftigungs- und Entspannungsphasen ist im folgenden Kapitel 4 beschrieben. Angemerkt sei nur dieses: Kräftigungsübungen sind effektiver im Stand als am Boden. Näheres gibt es dazu im besagten Kapitel.

Die persönliche Betreuung vor und nach der eigentlichen Stunde gehört wie selbstverständlich zu einem Bauch-Beine-Po-Kurs dazu. Der Trainer sollte immer über gesundheitliche

Beeinträchtigungen oder andere Besonderheiten von einzelnen Teilnehmern Kenntnis haben. Dazu ist ein persönlicher Kontakt unentbehrlich.

3.2 Musik

Zur optimalen Motivation der Teilnehmer bildet die Art, der Stil und die Unterrichtskompetenz des Trainers den wichtigsten Faktor. Das zweitwichtigste Motivationsmittel ist die Musik. Sie kann die Teilnehmer in eine gewünschte Stimmung versetzen und ihnen über eine große Anstrengung hinweghelfen. Denn: Musik feuert an, ist Animation, Ablenkung und macht Spaß.

Obwohl der Musikstil immer eine Geschmacksfrage ist, habe ich jedoch die Erfahrung gemacht, dass eine fröhliche Musik mit einer klaren Struktur die Teilnehmer am meisten mitreißt. Bekannte Titel verleiten derweil zum Mitsingen und veranlassen den Teilnehmer, länger durchzuhalten und den „inneren Schweinehund" zu besiegen.

Gerade in Bauch-Beine-Po-Kursen stellt jedoch die Geschwindigkeit ein entscheidendes Mittel für eine sichere Ausführung der Übung dar. Das Tempo der Musik muss zur Bewegung passen und sie unterstützen. Es ist für Form und Sicherheit der Bewegung sehr wichtig. Ist die Musik zu schnell, werden die Bewegungen sehr oft unkontrolliert; die technische Ausführung wird schlecht. Ist die Musik zu langsam, werden die Bewegungen zu schwerfällig und die Stimmung sinkt.

Die Geschwindigkeit eines Titels lässt sich bestimmen, indem man eine Minute lang die **Schläge**, auch **Zählzeiten** oder **Beats** genannt, zählt. Man erhält so die **bpm** (Beats per Minute), also die Schläge pro Minute. Ich schlage folgende bpm vor:

Aufwärmphase:	120-140 bpm
Kräftigungsphase im Stand und am Boden:	100-120 bpm
Dehnungs- und Entspannungsphase:	< 100 bpm

Liegt beim Training in der Bauch-Beine-Po-Stunde der Schwerpunkt auf dem Erlernen einer korrekten Technik oder auf einem größtmöglichen Bewegungsradius, ist eine klare, langsamere (etwa 100 bpm) Musik von Vorteil. Will man im kleinen Bewegungsradius trainieren, sollte die Musik ein temporeichere Bewegung fördern. Möchte man die Musik einsetzen, damit eine lockere, lustige Atmosphäre erzeugt wird, braucht man ein Musiktempo, das die Stimmung trägt und nicht drückt. Um all das berücksichtigen zu können, sind geeignete CDs und eine **Pitch Control** (Geschwindigkeitsregulierung) bei Musikanlagen hilfreich. Man kann damit das Musiktempo der Situation optimal anpassen.

Ist die Geschwindigkeit richtig gewählt, sollte der Trainer auf die Betonung und auf die Struktur in der Musik achten. Die meisten Titel, insbesondere die der professionellen Aerobic-Musik, haben das gleiche Schema. Sie sind in Phrasen eingeteilt. Jede **Phrase** (auch **kleiner Musikbogen** genannt) besteht aus acht Beats. Vier Phrasen, also 32 Beats, bilden einen **großen Musikbogen**.

Die Zählzeit „1" einer Phrase ist immer betont, die „1" eines großen Musikbogens ist noch stärker akzentuiert. Professionelle Trainer stimmen die Bewegungen auf diese Bögen ab und beginnen jede Übung mit dem ersten Schlag eines kleinen oder großen Musikbogens. Die Bewegung wird mit der Musik quasi getragen. Auch wenn die Teilnehmer keine bewussten Kenntnisse über die Struktur der Titel haben, so spüren sie doch, ob die Musik die Bewegungen unterstützt oder ob sie gegen den Takt trainieren.

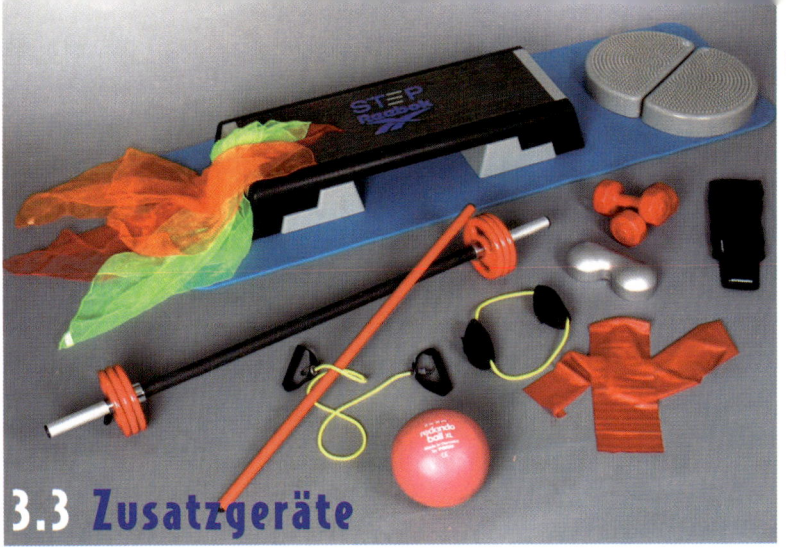

3.3 Zusatzgeräte

Durch den Einsatz von Zusatzgeräten kann man viele Grundübungen in der Intensität verändern und den Unterricht abwechslungsreicher gestalten. Alle in diesem Buch vorgestellten Geräte sind hier aufgelistet. Kontakt- und Bezugsadressen finden Sie im Anhang.

Step

Ein Step ist eine dreifach höhenverstellbare Stufe oder Plattform. Reebok Steps beispielsweise zeichnen sich durch besondere Rutschfestigkeit und haltbares Material aus. Wenn keine Steps vorhanden sind, lassen sich Kastenoberteile einsetzen (Vorsicht, sie sind höher und breiter!).

Bei den in Kapitel 4 beschriebenen Übungen dient der Step meist als bequeme, die Bewegung unterstützende Unterlage. Gerade für Bodenübungen sorgt eine Erhöhung oft für eine angenehmere Körperhaltung.

Aero-Step XL®

Der von TOGU entwickelte und patentierte Aero-Step XL® ist ein Zwei-Kammern-Luftkissen, das durch eine Verbindungsplatte eine besonders gute Standfixierung bietet. Durch die beiden Luftkammern, die lediglich mit dem atmosphärischen Innendruck gefüllt sind, fordert der Aero-Step® unglaublich schnelle Reaktionen heraus. Die mit über 1.000 Noppen bestückte Oberfläche bietet zudem hervorragende Möglichkeiten zur Massage und Durchblutungsförderung.

Die in diesem Buch dargestellten Übungen können, je nach Bedarf, barfuß, mit Socken oder mit Schuhen ausgeführt werden.

Nackenkissen

Bei einigen Übungen, insbesondere bei Bodenübungen in Rückenlage mit dem Aero-Step®, empfiehlt sich eine Unterlage für Kopf und Nacken. Empfehlenswert ist der Relax Nex® von TOGU.

Matte

Matten sind als weiche Unterlage zu benutzen. Sie sollten eine angemessene Dicke haben, die auch, wenn man im Vierfüßlerstand trainiert, nicht durchdrückt. Optimal ist eine Matte, die zusätzlich eine wärmende Isolierschicht zum Boden darstellt.

Xertube

Das Xertube (auch *Exertube* oder *Tubing* genannt) ist ein dehnbarer Gummischlauch mit festen Griffen. Verschiedene Farben symbolisieren verschiedene Stärken: gelb = leicht, grün = mittel, rot = schwer, blau = sehr schwer. Für die meisten Übungen eignen sich die grünen Xertubes.

Xercuff

Das Xercuff besitzt das gleiche dehnbare Material wie ein Xertube. Es ist jedoch kleiner und besteht aus einem Ring, der zwei Klettbänder integriert hat. Mithilfe dieser Klettbänder kann man das Xercuff beispielsweise an den Fußgelenken befestigen und die Bein- und Gesäßmuskulatur optimal trainieren. Auch das Xercuff gibt es in verschiedenen Stärken.

Theraband

Eine sinnvolle Alternative zu den Xertubes bieten die Therabänder aus Latex. Sie lassen sich schlingen und knoten und eignen sich sowohl für Rücken-, Arm- oder Beinübungen. Auch hier stehen verschiedene Farben für unterschiedliche Stärken zur Verfügung.

Kurzhantel

Die Kurzhantel ist ein Handgewicht von 500 g bis 5 kg, meist vinylbeschichtet.

In diesem Buch werden die Kurzhanteln für Beinübungen als Zusatzgewicht zum Körpergewicht benutzt. Daher sind eher die schwereren Gewichte empfehlenswert.

Langhantel

Langhanteln mit variablen Zusatzgewichten dienen als zusätzliche Widerstandsbelastungen für Übungen im Stand. Langhanteln können aus Metall wie auch aus belastbarem Kunststoff sein. Letztere sind in den meisten Fällen in der Benutzung angenehmer.

Redondo Ball

Der Redondo Ball mit 26 cm Durchmesser ist ein optimales Trainingsgerät für die Adduktoren. Er ist bei TOGU erhältlich, äußerst strapazierfähig und, je nachdem, wie stark er aufgepumpt wird, sehr variabel im Einsatz.

Stab

Professionelle Gymnastikstäbe sind aus Holz oder Kunststoff. In diesem Buch dienen sie meist als Balancierhilfe.

Gewichtsmanschette

Gewichtsmanschetten werden meist mit einem haltbaren Klettband an den Gelenken befestigt. Es gibt unterschiedliche Gewichtsklassen. Empfehlenswert sind Gewichte ab 2 kg.

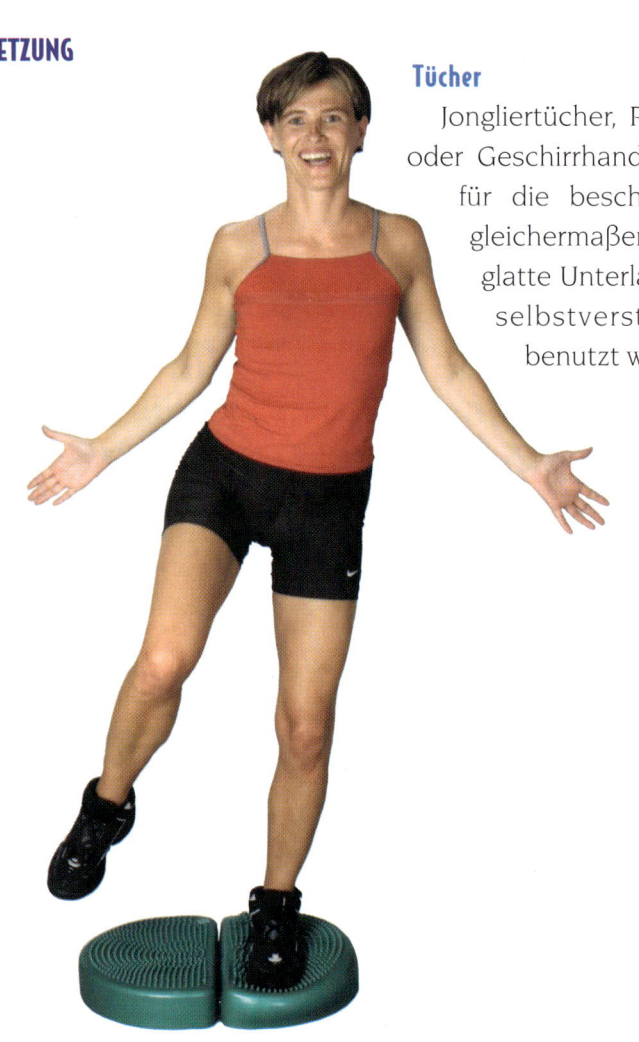

Tücher

Jongliertücher, Papiertaschentücher oder Geschirrhandtücher eignen sich für die beschriebenen Übungen gleichermaßen. Sie dienen als glatte Unterlage. Alternativ kann selbstverständlich ein Slide benutzt werden.

4. KAPITEL

Übungen und Ideen

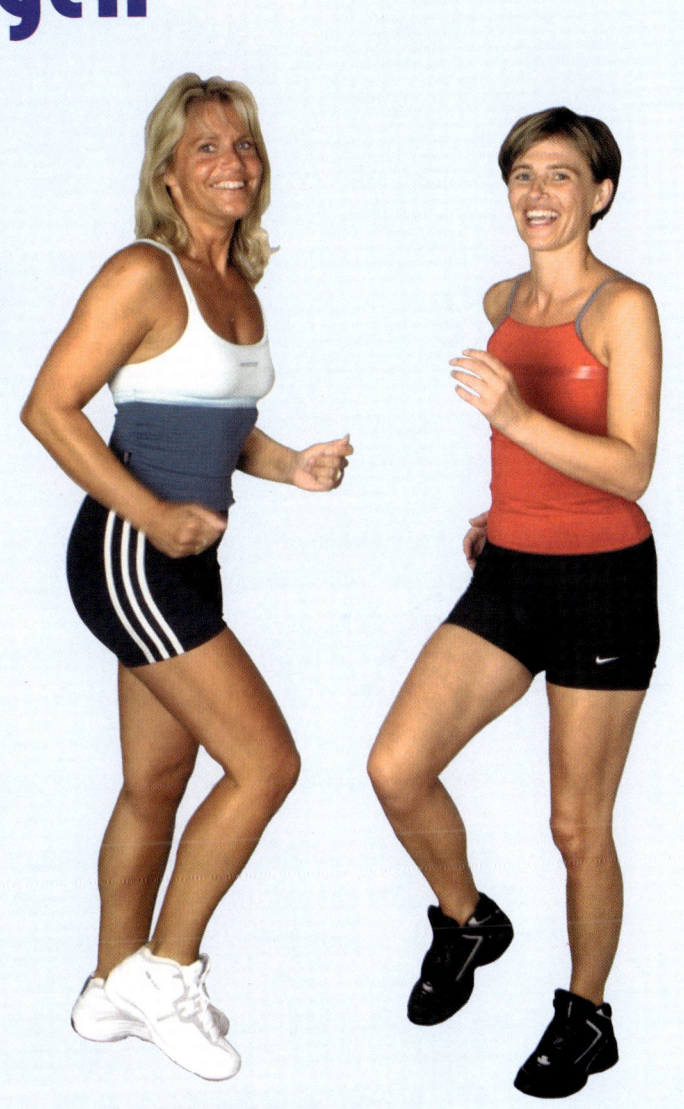

In den folgenden Kapiteln sind zahlreiche Übungen mit Bild und Text beschrieben. Sie dienen als Ideensammlung für den praktischen Unterricht. Es wurde daher eine Einteilung nach Körperpositionen vorgenommen, da meist die Übungsreihenfolge vom Stand zum Boden stattfindet. Denn in der Praxis einer Bauch-Beine-Po-Stunde wird selten streng nach Muskelgruppen vorgegangen, sondern es werden eher Übungen in einer Körperhaltung zusammengefasst.

Um besser nachzuvollziehen, welche Muskeln die Übungen ansprechen, ist die hauptsächlich beanspruchte Muskulatur angegeben. Die Angaben sind eher grob, da eine vollständige Aufzählung den Rahmen dieses Buches sprengen würde.

In der dazugehörigen Tabelle wird die jeweilige Übung bewertet. Je nach Beurteilung der Ausdauerfähigkeiten, der Koordination oder anderer motorischer Hauptbeanspruchungsformen, kann der Anteil **gering, mittel** oder **hoch** sein. Der Trainer kann die verschiedenen Übungen also anhand der Bewertung auswählen. Möchte er mehr im sensomotorischen Bereich trainieren, sollte der Anteil der Ganzkörperstabilisation relativ hoch sein. Unterrichtet ein Trainer hingegen eine Anfängerstunde, so sollte der Schwierigkeitsgrad eher gering sein. Wichtig dabei zu wissen ist, dass sich die Angaben nur auf die Grundübung beziehen. Die angegebenen Varianten auf der Folgeseite können andere Schwerpunkte haben. Denn: Zu jeder Grundübung gibt es leichtere und schwerere Alternativen, die, je nach Teilnehmergruppe und Trainingsniveau, angewendet werden können.

Das Tempo der Bewegungsausführung ist sehr variabel und hängt sowohl von der Übung als auch von der Musikgeschwindigkeit ab. Grundsätzlich ist eine dynamische Ausführung einer statischen vorzuziehen.

Die Bewegungen sind am effektivsten, wenn sie ohne Schwung mit einer Gleichmäßigkeit ausgeführt werden. Der gesamte Bewegungsradius sollte, so weit es die Gelenke und die

Wirbelsäule zulassen, maximal ausgenutzt werden. Das fördert nicht nur die Kraftfähigkeit, sondern auch die Durchblutung und die Beweglichkeit.

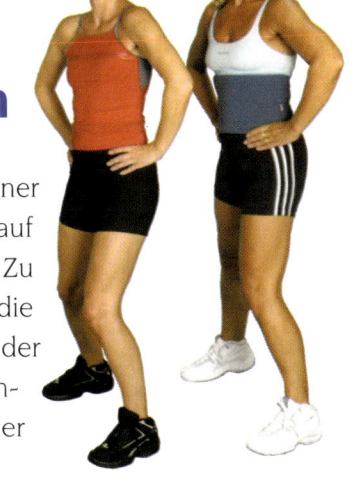

4.1 Übungen zum Aufwärmen

Das Aufwärmen ist ein wichtiger Bestandteil einer Bauch-Beine-Po-Stunde. Es bereitet den Körper auf die kommenden Kräftigungsübungen optimal vor. Zu den wichtigen Zielen eines Warm-ups gehört die Erwärmung des gesamten Organismus in Form der Steigerung der Herzfrequenz und der Muskeldurchblutung sowie die bestmögliche Vorbereitung der Gelenke.

Erwärmung des Herz-Kreislauf-Systems und der Muskeln

Das Herz-Kreislauf-System sollte so vorbereitet werden, dass die Pulsfrequenz im Laufe des Aufwärmens allmählich ansteigt und auf einem sehr angenehmen Niveau gehalten wird. Diese erwünschte Belastungsstufe könnte man auch umgangssprachlich **Betriebstemperatur** nennen.

Trainingswissenschaftlich errechnet sich das Trainings- bzw. Aufwärmniveau mithilfe der maximalen Herzfrequenz. Diese stellt die höchste Anzahl von Kontraktionen, die das Herz in einer Minute ausführen kann, dar. Sie hängt vom Alter ab und lautet nach Angaben des American College of Sports Medicine[9] wie folgt:

Für Frauen gilt die Formel: 226 minus Lebensalter. Für Männer ist ein Wert von 220 minus Lebensalter festgelegt.

---

[9] Genauer nachlesen kann man das in S. EDWARDS: „Leitfaden zur Trainingskontrolle".

Diese Werte wurden durch umfangreiche Untersuchungen, u. a. durch maximale Belastungstests, festgestellt. Sie stellen einen Richtwert dar, von dem aus der individuelle Trainingspuls errechnet wird.

Von dieser so genannten altersangepassten maximalen Herzfrequenz empfehle ich speziell für das Aufwärmen für eine Bauch-Beine-Po-Stunde eine Belastung von 60-70 % dieses Wertes.

Daraus ergäbe sich für eine 36-jährige Frau beispielsweise ein Pulsbereich von 114-133 Schlägen pro Minute[10]. Das ist meiner Ansicht nach für ein Warm-up einer Kräftigungsstunde, auch für Fortgeschrittene, völlig ausreichend. Denn das Ziel ist die allgemeine Erwärmung des Organismus und nicht ein Ausdauertraining.

Einhergehend mit der Steigerung der Herzfrequenz steigt die Durchblutung der Muskulatur, was zur lokalen Muskelerwärmung beiträgt. Ein gut durchbluteter Muskel ist leistungsfähiger, reaktionsschneller und weniger verletzungsanfällig.

Vor diesem Hintergrund bieten sich folgende Übungen an:

Übungen, die den ganzen Körper mit einbeziehen, sind besonders zu empfehlen. Dazu gehört beispielsweise ein Marschieren (*Marching*) auf der Stelle oder in Vorwärts- bzw. Rückwärtsbewegung. Ein die Bewegung unterstützender Armeinsatz erhöht die Effektivität. Darüber hinaus sind Aufwärmübungen aus der Aerobic sehr beliebt. *Step Touch* oder *Heel Dig* sind Schritte, die man in verschiedensten Variationen unterrichten kann und von Ungeübten leicht nachzuvollziehen sind.

Kombiniert man diese Übungen mit Armbewegungen oder mit Bewegungen durch den Raum, erhält man ein abwechslungsreiches Warm-up. Der Fantasie sind in Bezug auf diese Ganzkörperübungen keine Grenzen gesetzt.

Übungen mit Lauf- oder Hüpfanteilen sind nicht notwendig. Diese stellen eine unnötige Belastung für die Gelenke dar und könnten die Herzfrequenz auf zu hohe Bereiche steigern.

---

[10] 226 minus 36 ergibt für eine 36-Jährige einen Maximalpuls von 190. Davon berechnet man 60 bzw. 70 %.

Beispiele für Ganzkörperübungen zur Erwärmung des Herz-Kreislauf-Systems und der Muskeln

Marching

Marschieren auf der Stelle oder mit Raumbewegungen.

Die Arme können angespannt eingesetzt oder locker mitgeschwungen werden. Auf eine leicht gebeugte Kniehaltung und ein weiches Aufsetzen der Füße (Füße von der Fußspitze zur Ferse abrollen) sollte geachtet werden.

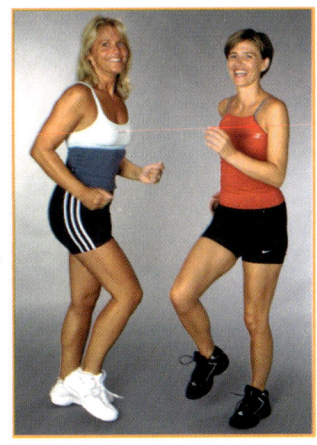

Step Touch

Die Beine führen eine Seitbewegung aus, indem der eine Fuß zur Seite aufgesetzt und der andere anschließend herangeführt wird. Der zweite Fuß wird aber nicht ganz auf den Boden aufgesetzt, sodass er die nächste Bewegung zur anderen Seite anführen kann. Der Step Touch kann in verschiedenen Intensitäten ausgeführt werden und lässt sich sehr gut mit Armbewegungen kombinieren.

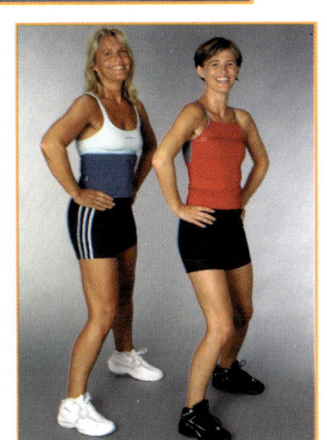

Heel Dig

Dieser Schritt beschreibt eine Bewegung, bei der die Füße im Wechsel vorn mit der Ferse auftippen und wieder neben das Standbein aufgesetzt werden. Eine Hochtiefbewegung durch vermehrtes Beugen der Knie erhöht die Trainingsintensität. Armbewegungen können den Bewegungsablauf unterstützen.

Bei der Ausführung des Heel Digs sollte besonders darauf hingewiesen werden, dass sich das Knie und die Fußspitze des Standbeins in einer Linie befinden.

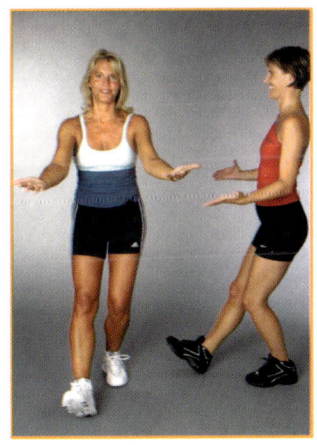

Erwärmung der Gelenke

Neben den Ganzkörperübungen sind Mobilisationsbewegungen der Gelenke nicht zu vernachlässigende Bestandteile eines Warm-ups. Insbesondere in Kräftigungsstunden sollten zu Beginn viele mobilisierende, also geschmeidig und beweglich machende Übungen unterrichtet werden.

Mobilisationsübungen sind Bewegungen mit größtmöglichem Bewegungsradius in einem Gelenk. Durch den Zug, der auf die Gelenkkapsel ausgeübt wird, wird diese angeregt, mehr Gelenkflüssigkeit (Synovia) zu bilden. Eine größere Menge Synovia bedeutet eine verbesserte Versorgung der Knorpel mit Nährstoffen und eine optimalere, reibungslose Bewegung des Gelenks. Darüber hinaus steigt die Beweglichkeit des Gelenks sowie die Dehnbarkeit des Bindegewebes und der Muskulatur[11]. Mobilisationsübungen bieten also optimale Voraussetzungen für ein Kräftigungstraining.

Noch ein Wort zum Stretching

Langsam ausgeführte Mobilisationsübungen mit größtmöglichem Bewegungsradius kommen einem aktiv-dynamischen Stretching gleich. Die Muskulatur bzw. das Bindegewebe wird wiederholt sanft in eine Dehnstellung gebracht. Der Körper erhält so über die Rezeptoren die nötigen Signale, das vorhandene Bewegungsausmaß und den benötigten Spannungszustand zu erhalten. Eine Bauch-Beine-Po-Stunde ist eine aktive Stunde und belastet den ganzen Körper und das gesamte neuromuskuläre System. Eine dynamische Dehnform in der Aufwärmphase ist somit sinnvoller als eine statische.

---

[11] Genauer nachlesen kann man das in dem Buch: „Stretching – das Expertenhandbuch" von Karin ALBRECHT u. a.

Beispiele für Mobilisationsübungen zur Erwärmung der Gelenke

Fußmobilisation

Um einen sicheren Stand zu gewährleisten, sollten das Fußgelenk sowie die umgebende Muskulatur gut aufgewärmt werden.

Ein wechselndes Tippen mit der Ferse und der Fußspitze sowie mit der Außen- und Innenkante der Fußsohle im langsamen wie auch im schnellen Tempo stellen dazu ideale Bewegungen dar.

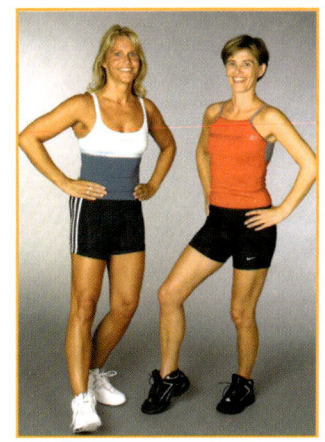

Rückenmobilisation

Der Rücken wird im aufrechten Stand oder abgestützter Vorlage gebeugt und gestreckt. Dabei ist darauf zu achten, dass nicht nur einzelne Abschnitte, sondern die gesamte Wirbelsäule bewegt werden.

Auch Rotationen, wenn sie langsam ausgeführt werden, bieten eine gute Vorbereitung.

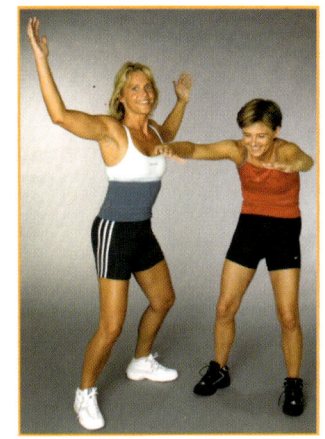

Hüftgelenkmobilisation

Diese Übung ist für eine typische Aerobic- oder Bauch-Beine-Po-Stunde eher unüblich, aber effizient. Ein Bein wird nach vorn und nach hinten sowie zur Seite und vor den Körper geschwungen.

Eine stabile Oberkörperhaltung und ein fixiertes Standbein sind notwendig, um einen größtmöglichen Bewegungsradius zu erhalten.

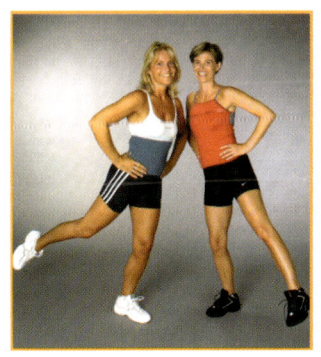

4.2 Übungen im Stand

Übungen im Stand gehören zu den effektivsten Bewegungen in einer Bauch-Beine-Po-Stunde. Durch die große Stabilisationsarbeit, die von vielen Muskeln geleistet werden muss, wird nicht nur die dynamisch bewegte Muskulatur, sondern auch viele andere Muskeln werden gekräftigt.

Der positive Trainingseffekt ist dabei nicht nur auf einen muskulären Kraftzuwachs zurückzuführen, sondern auf das Zusammenspiel einzelner Muskeln (intermuskuläre Koordination) bzw. das Zusammenspiel innerhalb eines Muskels (intramuskuläre Koordination).

Bei allen Übungen im Stand ist es von außerordentlicher Wichtigkeit, dass auf eine gute Körperhaltung geachtet wird. Eine aufgerichtete Haltung und eine angespannte Muskulatur verringert die Beanspruchung für die Gelenke und die Wirbelsäule stark und fördert eine funktionelle Bewegungsausführung.

Deshalb sollte der Trainer unbedingt auf die im Folgenden beschriebenen Punkte hinweisen:

Die optimale, aktive Körperhaltung im Stand

Die Füße stehen hüftbreit auseinander und haben eine Drei-Punkte-Belastung (die Ferse sowie die Innen- und Außenkante des Vorderfußes sind gleichmäßig belastet). Sie können, je nach individueller Beinstellung, genau nach vorn oder leicht nach außen zeigen. Auf jeden Fall ist auf eine exakte Beinachse zu achten: Die Knie zeigen in Richtung der Fußspitzen.

Eine leichte Kniebeugung verursacht eine angemessene Anspannung der Beinmuskulatur und bewirkt reflektorisch eine aufgerichtete Beckenhaltung.

Die Wirbelsäule befindet sich in ihrer natürlichen S-Form, welche gefördert wird, wenn das Brustbein aufgerichtet bzw. leicht angehoben wird.

Durch einen optimal aufgerichteten Brustkorb werden meist automatisch die Schulterblätter in die korrekte Haltung gebracht: sie ziehen leicht nach hinten unten.

Bezüglich der Kopfhaltung ist zu sagen, dass das Kinn ein wenig an den Hals gezogen wird. Dadurch streckt sich der Nacken etwas.

Um die korrekte Schulter- und Brustbeinhaltung zu fördern, können die Arme leicht in Außenrotation gehalten werden.

Bei all den wichtigen Punkten ist es trotzdem notwendig, dass der Körper nicht verspannt. Die optimale aktive Haltung sollte immer als eine natürliche, angespannt-lockere Position empfunden werden.

Damit die Übungsbeschreibung auf den folgenden Seiten so kurz, aber so präzise wie möglich gehalten werden kann, wird von der optimalen Position im Stand nur noch von der aufgerichteten Körperhaltung gesprochen.

1 SQUAT

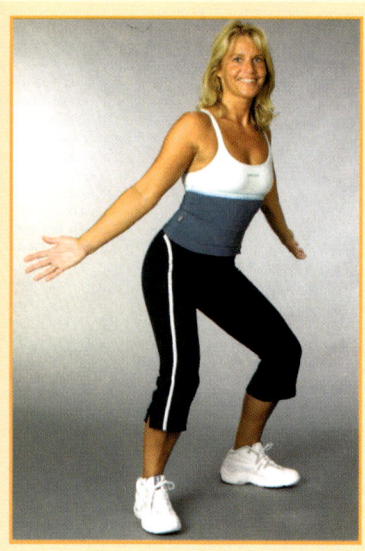

Hauptsächlich beanspruchte Muskulatur:
Vordere Oberschenkel- und Gesäßmuskulatur (M. quadriceps, M. glutaeus maximus)

Bewertung der Übung:

	Gering	Mittel	Hoch
Ausdauer		✗	
Kraftausdauer			✗
Muskelkraft			✗
Beweglichkeit	✗		
Koordination+Balance		✗	
Ganzkörperstabilität		✗	
Schwierigkeitsgrad		✗	

▶ Beschreibung

Ausgangsposition:

Der Oberkörper nimmt eine aufgerichtete Position ein. Die Arme ziehen nach unten bzw. schräg nach hinten. Dabei haben die Hände eine offene, außenrotierte Haltung (die Daumen zeigen nach außen oder hinten). Die Füße stehen etwas mehr als hüftbreit auseinander. Die Füße zeigen leicht nach außen.

Anmerkung: Die Beinhaltung kann variieren. So können die Füße auch ganz zusammen oder weit auseinander stehen.

Ablauf:

Kniebeuge: Die Beine werden bis maximal 90° in der Weise gebeugt, dass die Knie ihre Position behalten und das Gesäß nach hinten unten geführt wird. Die Fußbelastung kann sich von der Drei-Punkte-Belastung auf eine Gewichtsverlagerung auf die Fersen verändern.

Es sollte darauf geachtet werden, dass die Beinachse beibehalten wird, d. h., dass die Knie immer in Richtung der Füße zeigen, nie aber senkrecht über die Fußspitze gebracht werden. Der Oberkörper darf bei aufgerichtetem Brustbein etwas nach vorn verlagert werden. Die Arme behalten ihre Position.

Mögliche Fehler	Fehlerkorrektur
• Der Oberkörper wird zu weit nach vorn geneigt.	▶ Das Brustbein aufrichten. „Das Brustbein zeigt nach vorn."
• Das Körpergewicht wird auf den Vorderfuß verlagert.	▶ Das Gesäß schiebt sich nach hinten unten. „Bewege dich so, als würdest du dich ungern auf eine öffentliche Toilette setzen!"
• Der Rücken wird in eine runde Haltung gebracht.	▶ Die Schultern nach hinten unten zusammenziehen. Die Arme behalten ihre außenrotierte Haltung. „Stelle dir vor, es rutscht ein Eiswürfel den Rücken hinunter!"
• Die Halswirbelsäule wird in die Überstreckung gebracht (der Kopf wird in den Nacken genommen).	▶ Der Blick geht schräg nach vorn auf den Fußboden. Das Kinn wird leicht herangezogen. „Ein Faden zieht den Hinterkopf schräg nach vorn oben."

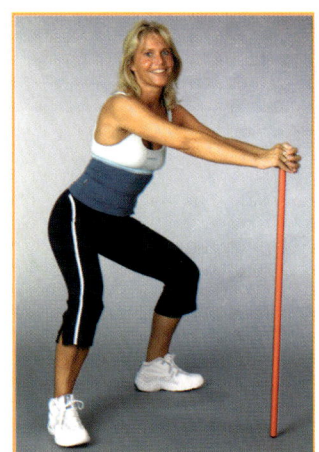

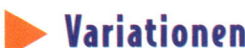

▶ **Variationen**

Leichtere Alternative:
1a) Squat mit Unterstützung

Durch Festhalten an einem Partner oder an einem senkrecht gestellten Stab kann die Knie- und Oberkörperhaltung besser geschult und die Belastung gesenkt werden.

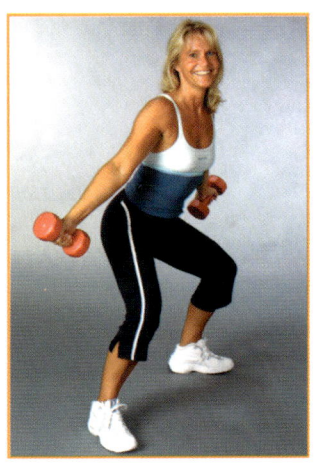

Schwerere Alternativen:
1b) Squat mit Kurzhanteln

Durch Zuhilfenahme von Widerstandsgeräten kann die Belastung bezüglich Muskelkraft gesteigert werden: Zwei Kurzhanteln werden in den Händen gehalten. Je nach Schwere der Gewichte können die Arme in Außenrotation oder in neutraler Position gehalten werden.

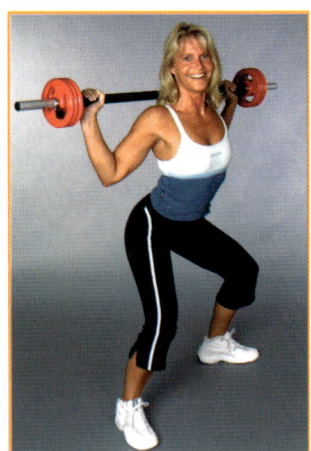

1c) Squat mit der Langhantel

Eine Langhantel wird auf dem Nacken getragen, ohne dass sie die Wirbelsäule direkt berührt. Bei der Ausführung des Squats sollte auf eine korrekte Oberkörperhaltung besonders geachtet werden.

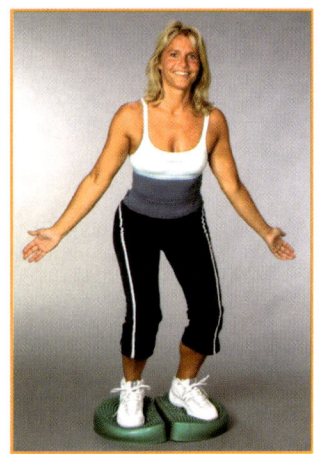

Id) Squat mit einem Xertube oder Theraband

Die Füße stehen auf einem mit den Händen sehr straff gehaltenen Xertube oder Theraband.

Tipp

Ein Squat gehört zu den effektivsten Übungen und sollte in keiner Bauch-Beine-Po-Stunde fehlen.
Durch die vielen Möglichkeiten zur Variation werden sie auch nie langweilig.

Ie) Squat auf instabiler Unterlage

Stehen die Füße auf einem Aero-Step®, steigt der Schwierigkeitsgrad durch erhöhte Stabilisationsarbeit anderer Muskeln. Die Fußstellung kann parallel oder leicht nach außen rotiert sein.

If) Squat mit dem Step

Die Bewegung beginnt stehend auf dem Step. Ablauf: Ein Bein wird etwas entfernt vom Step auf den Boden aufgesetzt. Das Gewicht wird durch einen anschließenden Squat sanft abgefangen. Es sollte darauf geachtet werden, dass das Körpergewicht in der Mitte ruht und beide Beine eine gleichmäßige Belastung erfahren.

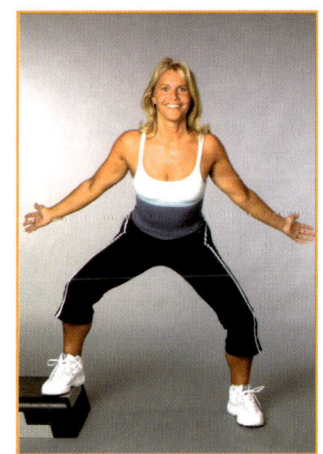

2 DAS BEIN SEITHEBEN

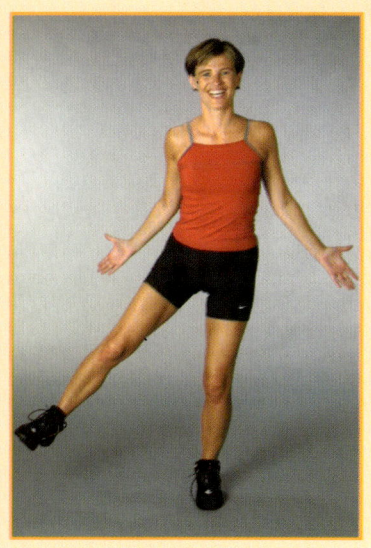

Hauptsächlich beanspruchte Muskulatur:

Schenkelabspreizer (M. tensor fasciae latae, M. glutaeus minimus, M. glutaeus medius)

Bewertung der Übung:

	Gering	Mittel	Hoch
Ausdauer	✘		
Kraftausdauer		✘	
Muskelkraft		✘	
Beweglichkeit	✘		
Koordination+Balance			✘
Ganzkörperstabilität			✘
Schwierigkeitsgrad		✘	

▶ Beschreibung

Ausgangsposition:

Der Übende hat eine aufgerichtete Körperhaltung und steht auf einem Bein. Das andere Bein ist leicht zur Seite abgespreizt, wobei die Fußspitze nach vorn zeigt. Bitte darauf achten, dass das Standbein leicht gebeugt ist.

Ablauf:

Das Spielbein wird zur Seite abgespreizt und wieder gesenkt. Die Fußspitze sollte dabei immer nach vorn zeigen. Das Bein wird nur so weit zur Seite angehoben, dass der Rücken seine aufgerichtete Position beibehalten kann.

Um eine Ganzkörperspannung zu halten, wird das Bein nicht auf dem Boden abgesetzt.

Mögliche Fehler	Fehlerkorrektur
• Die Fußspitze wird nach außen gedreht.	▶ „Die Fußaußenkante zeigt zur Decke."
• Das Standbein wird durchgedrückt.	▶ Das Knie des Standbeins leicht beugen.
• Der Oberkörper wird zur Seite geneigt.	▶ Das Bein zunächst nicht so weit hochheben und die Oberkörperhaltung korrigieren.
• Der Übende verliert das Gleichgewicht.	▶ „Mit den Augen einen festen Punkt fixieren." Mehr Körperspannung aufbringen.
• Teilnehmer mit Problemen im Lendenwirbelbereich verspüren bei dieser Übung manchmal Schmerzen.	▶ Die Fußspitze darf nach oben bzw. nach außen zeigen.

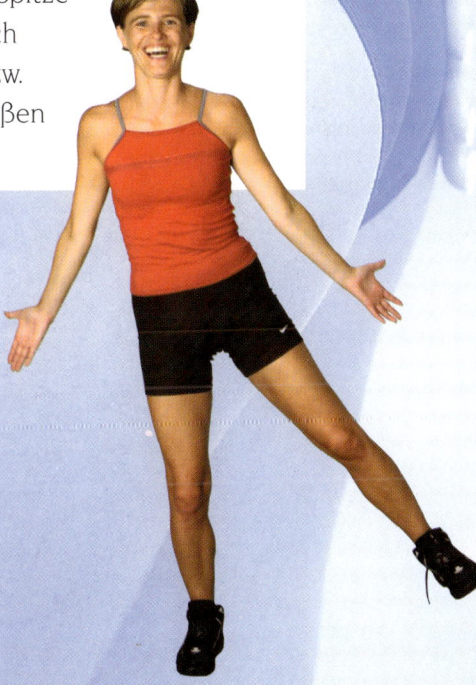

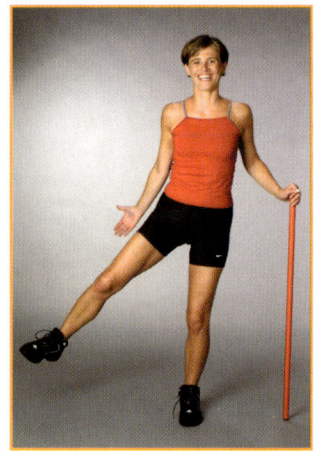

► Variationen

Leichtere Alternativen:
2a) Das Seitheben mit Unterstützung

Durch Festhalten an einem Partner oder an einem senkrecht gestellten Stab kann die Knie-, Fuß- und Oberkörperhaltung besser geschult und die Belastung gesenkt werden.

Tipp

Schon die Grundübung stellt hohe Anforderungen an das Gleichgewicht und beansprucht durch die haltende Tätigkeit neben den oben genannten sehr viele andere Muskeln. So muss etwa die Hüftmuskulatur des Standbeins, wie auch die Rücken- und Bauchmuskulatur, stabilisierende Arbeit leisten. Daher ist diese Übung im Stand viel effektiver als das Heben des Beins in der Seitenlage.

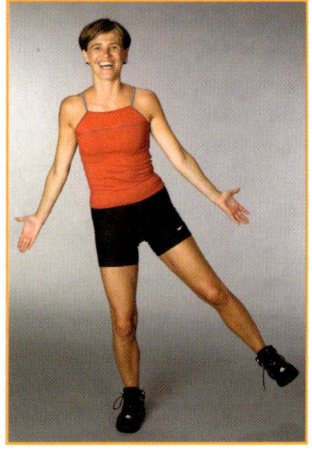

2b) Das Seitheben im Wechsel

Durch Wechseln des Beins nach jedem einmaligen Anheben reduziert sich die Halteleistung und Belastung einzelner Muskelgruppen.

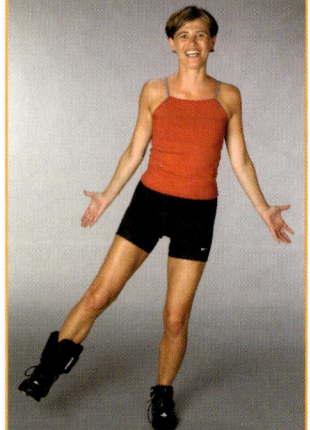

Schwerere Alternativen:
2c) Das Seitheben mit Gewichtsmanschette

Das Tragen einer Gewichtsmanschette am Fußgelenk erhöht den Widerstand und den Trainingseffekt. Die Belastung in Richtung Muskelkraft steigt. Auf eine schwunglose, aber gleichmäßige Ausführung sollte hier besonders geachtet werden.

2d) Das Seitheben auf instabiler Unterlage

Steht der Fuß auf einer zusammengerollten Matte, steigt der Schwierigkeitsgrad durch erhöhte Stabilisationsarbeit, insbesondere der Muskeln des Standbeins. Diese Übung ist mit Zuhilfenahme eines Aero-Steps® noch effektiver.

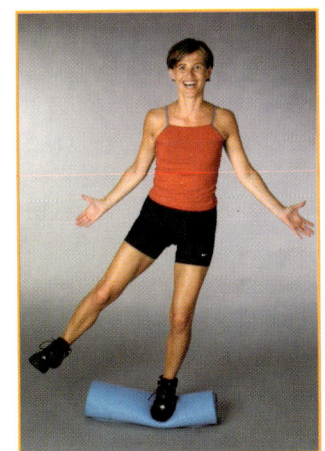

2e) Das Seitheben mit einem Xertube

Das Fußgelenk oder wahlweise der Fuß des Spielbeins befindet sich in einer Schlaufe des Xertubes. Das Standbein steht fest auf dem Xertube, während die Hände den zweiten Griff fassen. Gegen den Widerstand des Bandes wird das Bein zur Seite angehoben. Ein Xercuff, das man um beide Fußgelenke bindet, eignet sich für diese Übung ebenso. Das Handling ist sogar noch etwas einfacher.

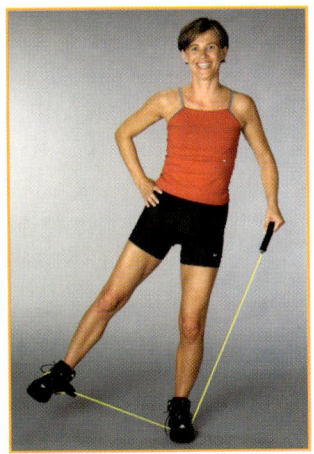

2f) Das Seitheben mit dem Xertube als Ganzkörperübung

Die Ausgangsposition und die Bewegung des Beins sind die Gleichen wie bei der vorhergehenden Übung. Als erweiterter Schwierigkeitsgrad und zusätzliches Training für die Schulter- und Haltemuskulatur wird nun der entgegengesetzte Arm nach oben gestreckt.

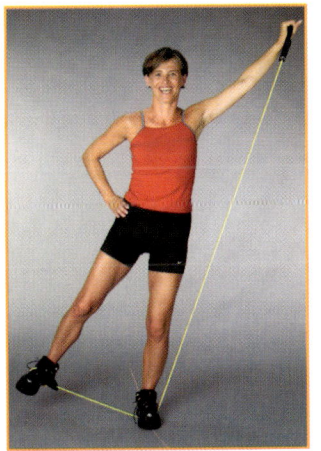

3 DIE HÜFTE HERAUSSTRECKEN

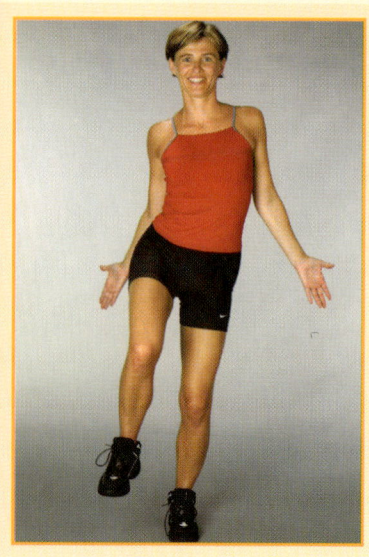

Hauptsächlich beanspruchte Muskulatur:

Schenkelabspreizer und Außenrotatoren des Hüftgelenks (M. tensor fasciae latae, M. glutaeus minimus, M. glutaeus medius, tiefe Außenrotatoren)

Bewertung der Übung:

	Gering	Mittel	Hoch
Ausdauer	✗		
Kraftausdauer		✗	
Muskelkraft			✗
Beweglichkeit			✗
Koordination + Balance			✗
Ganzkörperstabilität			✗
Schwierigkeitsgrad			✗

 ## Beschreibung

Ausgangsposition:

Der Übende nimmt eine aufgerichtete Körperhaltung ein und steht auf einem Bein. Das andere Bein wird in der Luft gehalten. Wahlweise kann das Standbein leicht oder stark gebeugt sein.

Ablauf:

Die Hüfte des Spielbeins wird angehoben und gesenkt. Das Standbein wie auch der Oberkörper behalten dabei ihre Position.

Da die Ausführung dieser Übung nicht so ganz einfach ist, folgt hier nun eine nähere Erläuterung. Die Hüfte des Spielbeins wird in der Aufwärtsbewegung nach oben gebracht, indem man die Beckenschaufel nahe an die Rippen heranbringt. In der Abwärtsbewegung entfernt sich die Beckenschaufel von den Rippen so weit wie möglich. Wenn man es genau nimmt, kommt ein Powackeln zu Stande.

Der Trainingseffekt betrifft die Schenkelabspreizer und die Außenrotatoren des Standbeins.

Mögliche Fehler	Fehlerkorrektur
• Der Übende hat keine Bewegungsvorstellung.	▶ Mit anschaulichen Bildern und Bezugspunkten die Bewegung erklären. „Das Becken berührt die Rippen!"
• Der Übende verliert das Gleichgewicht.	▶ „Mit den Augen einen festen Punkt fixieren." Mehr Körperspannung aufbringen.
• Das Standbein wird in der Aufwärtsbewegung gestreckt.	▶ „Das Standbein bleibt fest, stabil und leicht gebeugt!"
• Das Gesäß wird nach hinten geschoben.	▶ Die Bewegung der Beckenschaufel geht senkrecht nach oben und unten.
• Der Oberkörper wird nach vorn geneigt.	▶ Solange sich die Wirbelsäule in der aufgerichteten Haltung befindet, ist eine leichte Vorneigung in Ordnung.

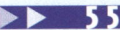

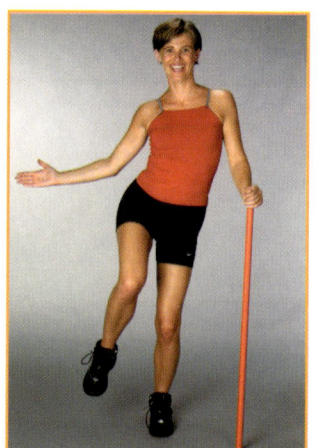

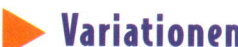
► Variationen

Leichtere Alternativen:

3a) Die Hüfte herausstrecken mit Unterstützung

Durch Festhalten an einem Partner oder an einem senkrecht gestellten Stab kann die Bewegung besser geschult und die Belastung gesenkt werden.

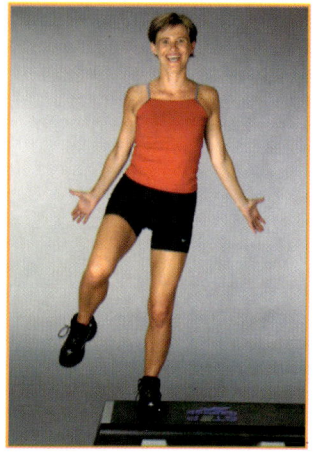

3b) Die Hüfte herausstrecken auf einem Step

Die Bewegung beginnt stehend auf dem Rand eines Steps. Das Spielbein befindet sich außerhalb der Plattform. Mithilfe der oben beschriebenen Bewegung des Beckens wird in der Aufwärtsbewegung versucht, den Fuß des Spielbeins weit vom Boden zu entfernen bzw. ihn in der Abwärtsbewegung auf den Boden zu tippen.

Schwerere Alternative:

3c) Die Hüfte herausstrecken auf instabiler Unterlage.

Steht der Fuß auf einem Aero-Step®, steigt der Schwierigkeitsgrad durch die erhöhte Stabilisationsarbeit, insbesondere der Muskeln des Standbeins und des Oberkörpers.

Tipp

Das Herausschieben der Hüfte ist eine Übung, die eher für Teilnehmer angebracht ist, die schon etwas Bewegungserfahrung gesammelt haben. Die Variante mit dem Step stellt die geeignetste Methode dar, um die Bewegungsvorstellung zu fördern und die korrekte Ausführung zu schulen.

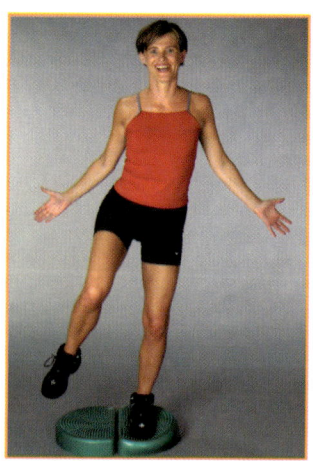

4 DIE FERSE HEBEN

Hauptsächlich beanspruchte Muskulatur:
Hintere Oberschenkelmuskulatur
(Mm. ischiocrurale)

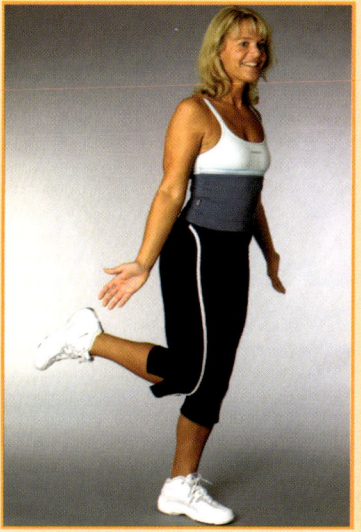

Bewertung der Übung:	Gering	Mittel	Hoch
Ausdauer	✘		
Kraftausdauer			✘
Muskelkraft		✘	
Beweglichkeit	✘		
Koordination+Balance			✘
Ganzkörperstabilität		✘	
Schwierigkeitsgrad		✘	

▶ Beschreibung

Ausgangsposition:

Der Übende hat eine aufgerichtete Körperhaltung und steht auf einem Bein. Das andere Bein wird leicht nach hinten oben gebeugt. Die Innenseiten der Kniegelenke berühren sich.

Ablauf:

Der Unterschenkel des Spielbeins wird in Richtung Gesäß angehoben. Das Standbein wie auch der Oberkörper behalten ihre Positionen.

Bei dieser Übung ist besonders darauf zu achten, dass beide Kniegelenke zusammenbleiben.

Mögliche Fehler	Fehlerkorrektur
• Das Knie des Spielbeins wird nach vorn gezogen.	▶ Beide Knie befinden sich auf der gleichen Höhe. „Beide Knie sind wie mit einem straffen Band zusammengebunden."
• Der Oberkörper wird nach vorn geneigt.	▶ Die Haltung bleibt aufrecht. Das Brustbein ist angehoben.
• Das Standbein wird durchgestreckt.	▶ Das Standbein sollte zur Förderung der besseren Körperhaltung leicht gebeugt sein.
• Der Übende verliert das Gleichgewicht.	▶ „Mit den Augen einen festen Punkt fixieren." Mehr Körperspannung aufbringen.
• Die Übung wird schnell und schwungvoll ausgeführt.	▶ Eine gleichmäßige Bewegungsführung erhöht den Trainingseffekt.

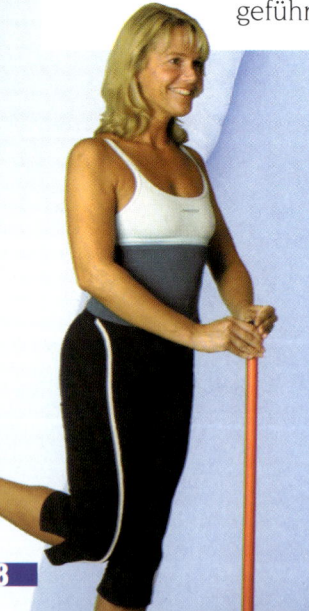

▶ Variationen

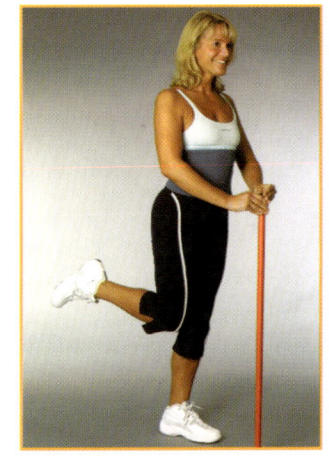

Leichtere Alternative:
4a) Die Ferse heben mit Unterstützung

Durch Festhalten an einem Partner oder an einem senkrecht gestellten Stab kann die Knie- und Oberkörperhaltung besser geschult und das Gleichgewicht gefunden werden.

Schwerere Alternativen:
4b) Die Ferse heben mit Gewichtsmanschette

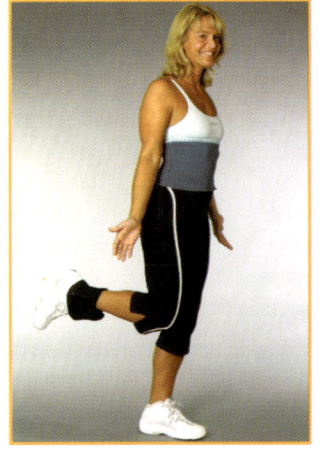

Das Tragen einer Gewichtsmanschette am Fußgelenk erhöht den Widerstand und den Trainingseffekt. Die Belastung in Richtung Muskelkraft steigt.

4c) Die Ferse heben mit einem Xercuff

Mittels der Klettbänder wird das Xercuff um die Fußgelenke geschlungen. Gegen den Widerstand des Bandes wird die Ferse nach hinten angehoben. Wahlweise kann für diese Übung ein geknotetes Theraband benutzt werden. Dabei wird die Schlaufe des Bandes um das Spielbein geschlungen, während das Standbein fest auf dem Theraband steht und die Hände die Enden fassen.

Tipp !

Diese Übung wird eher selten unterrichtet, da sie in der Ausführung nicht ganz einfach ist. Sie belastet jedoch einen wichtigen Muskelbereich, nämlich die rückwärtige Oberschenkelmuskulatur, die im Allgemeinen in Bauch-Beine-Po-Stunden ohnehin vernachlässigt wird.

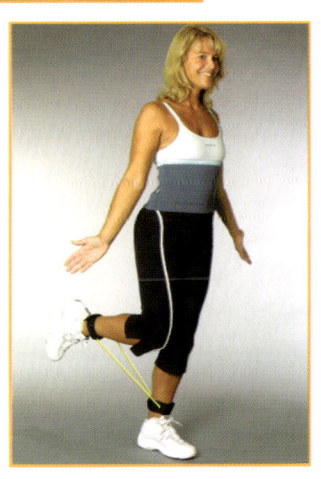

5 DAS RÜCKHEBEN

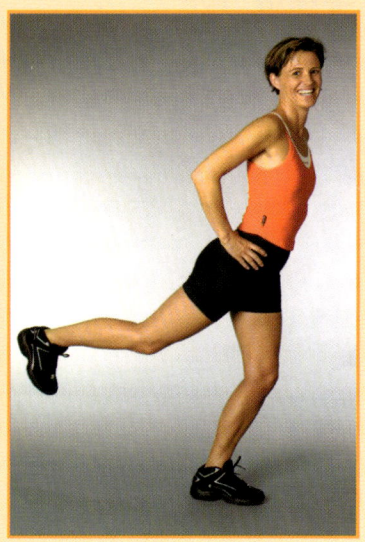

Hauptsächlich beanspruchte Muskulatur:
Gesäß- und hintere Oberschenkelmuskulatur, M. glutaeus maximus, Mm. ischiocrurale

Bewertung der Übung:

	Gering	Mittel	Hoch
Ausdauer		✗	
Kraftausdauer			✗
Muskelkraft			✗
Beweglichkeit		✗	
Koordination+Balance			✗
Ganzkörperstabilität			✗
Schwierigkeitsgrad			✗

► ## Beschreibung

Ausgangsposition:

Der Übende steht in aufgerichteter Körperhaltung auf einem Bein. Das andere Bein wird etwas nach hinten angehoben, sodass die Fußspitze den Boden berührt.

Ablauf:

Das gestreckte Bein wird bei fixiertem Oberkörper nach hinten angehoben. Es kann in einer außenrotierten Haltung bewegt werden.

 Während der gesamten Übung bleibt die Position des Rückens unverändert. Das Standbein bleibt ebenfalls stabil.

Mögliche Fehler	Fehlerkorrektur
• Der Übende fällt beim Strecken des Beins nach hinten ins Hohl-kreuz.	▶ Der Oberkörper muss stabil bleiben. Die Bewegung des Beins geringer gestalten.
• Der Rücken wird rund nach vorn geneigt.	▶ Das Brustbein ist aufgerichtet und zieht nach vorn bzw. nach oben.
• Das Spielbein wird schnell nach hinten geschwungen.	▶ Die Geschwindigkeit der Bewegung reduzieren. Auf gleichmä-ßige Ausführung achten.
• Der Übende verliert das Gleichgewicht.	▶ „Mit den Augen einen festen Punkt fixieren." Mehr Körper-spannung, insbesondere in der Körpermitte, aufbringen.

▶ **Variationen**

Leichtere Alternativen:

5a) Das Rückheben mit Unter-stützung

Durch Festhalten an einem Partner oder an einem senkrecht gestellten Stab kann die Oberkör-perhaltung und die Körperspannung besser geschult werden.

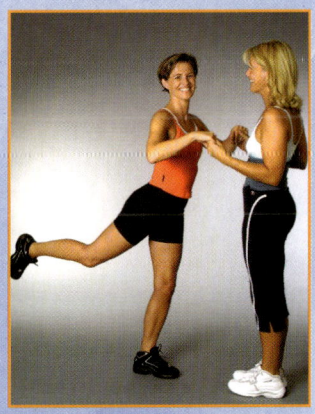

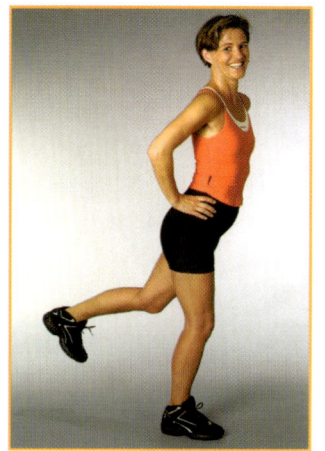

5b) Das Rückheben im Wechsel

Durch Wechseln des Beins nach jedem einmaligen Anheben reduziert sich die Halteleistung und Belastung einzelner Muskelgruppen.

Tipp

Diese sehr variantenreiche und komplexe Übung stellt eine wichtige Ergänzung zu den üblichen Rückenübungen dar. Gerade Bewegungen, die nach hinten ausgeführt werden bzw. die die Aufrichtung schulen, tragen entscheidend zu einer guten Körperhaltung bei.

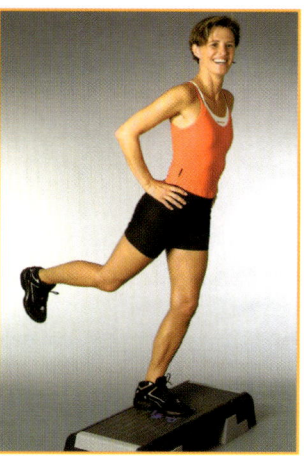

Schwerere Alternativen:
5c) Das Rückheben auf einem Step

In Kombination mit dem Auf- und Absteigen auf einen Step erhöht sich der koordinative Anspruch. Die Komplexität der Übung wird gesteigert.

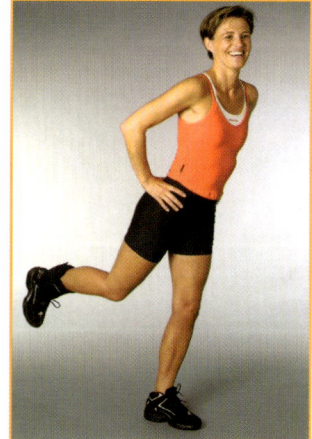

5d) Das Rückheben mit Gewichtsmanschette

Das Tragen einer Gewichtsmanschette am Fußgelenk erhöht den Widerstand und den Trainingseffekt. Die Belastung in Richtung Muskelkraft steigt.

5e) Das Rückheben auf instabiler Unterlage

Steht der Fuß auf einem Aero-Step®, steigt der Schwierigkeitsgrad durch die erhöhte Stabilisationsarbeit, insbesondere der Muskeln des Standbeins. Auch der neuromuskuläre Anspruch wächst.

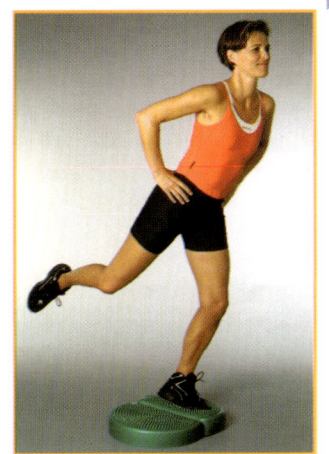

5f) Das Rückheben mit einem Xercuff

Mittels der Klettbänder wird das Xercuff um die Fußgelenke geschlungen. Gegen den Widerstand des Bandes wird das Bein nach hinten angehoben. Wahlweise kann für diese Übung ein geknotetes Theraband benutzt werden.

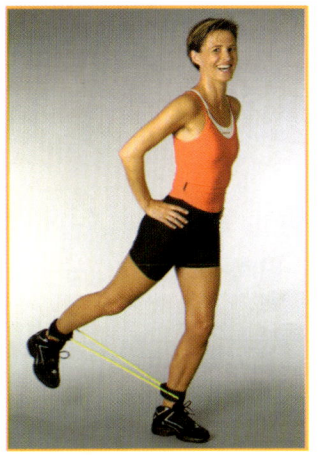

5g) Das Rückheben mit Armbewegung

Gleichzeitig mit dem Rückheben des Beins werden die Arme nach oben hinten gestreckt. Diese Variante erhöht die Beanspruchung für die Rückenmuskulatur und ist als Ganzkörperübung zu sehen. Eine Neigung des Oberkörpers nach vorn in Form einer Standwaage ist erlaubt und wünschenswert.

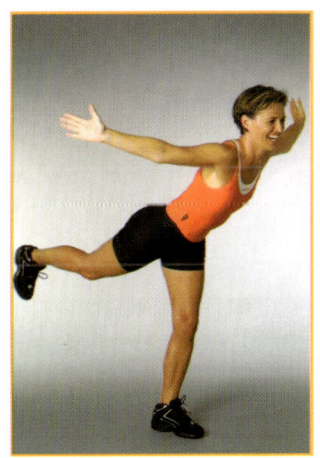

6 DER AUSFALLSCHRITT

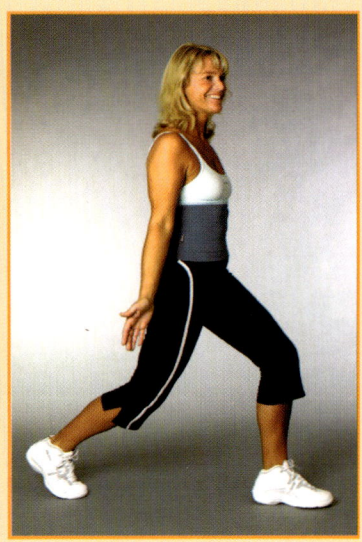

Hauptsächlich beanspruchte Muskulatur:

Vordere Oberschenkel- und Gesäßmuskulatur, M. quadriceps femoris, M. glutaeus maximus

Bewertung der Übung:

	Gering	Mittel	Hoch
Ausdauer		✗	
Kraftausdauer		✗	
Muskelkraft			✗
Beweglichkeit		✗	
Koordination + Balance		✗	
Ganzkörperstabilität		✗	
Schwierigkeitsgrad			✗

▶ Beschreibung

Ausgangsposition:

Die Füße befinden sich in weiter Schrittstellung. Der Oberkörper ist aufgerichtet und der Körperschwerpunkt lastet zwischen den Beinen. Beide Beine haben also eine gleichmäßige Belastung. Der hintere Fuß setzt nur mit dem Ballen auf, die Ferse ist angehoben. Diese Fußposition sollte zur Förderung der korrekten Bewegungsausführung und zur Entlastung des vorderen Knies beibehalten werden.

Ablauf:

Die Beine beugen in einer senkrechten Bewegungsrichtung. Die Tiefe dieser Kniebeuge darf der Übende selbst bestimmen. Es sollte aber darauf geachtet werden, dass die Füße so weit auseinander stehen, dass der Winkel des vorderen Knies 90° nicht unterschreitet. Die Beinachse, d. h. Füße und Knie zeigen in dieselbe Richtung, muss während der gesamten Bewegung eingehalten werden.

Mögliche Fehler	Fehlerkorrektur
• Das Körpergewicht wird nach vorn geschoben.	▶ Die Bewegung geht genau senkrecht nach unten. Beide Beine sind gleichmäßig belastet.
• Das vordere Knie weicht nach innen aus.	▶ Der Beinachse mehr Beachtung schenken. Die Kniebeuge zunächst nicht so tief ausführen.
• Der hintere Fuß wird nach außen gedreht.	▶ „Die Füße sind parallel wie Bahngleise!"
• Die Knie sind instabil und verdrehen sich leicht in der Auf- oder Abwärtsbewegung.	▶ Die Belastung ist zu hoch, da die Bewegungsführung koordinativ nicht mehr korrekt ausgeführt werden kann. Eine kurze Pause einlegen.
• Der Oberkörper wird nach vorn geneigt.	▶ Das Brustbein nach oben aufrichten. Die Schultern ziehen etwas nach hinten unten.

▶ Variationen

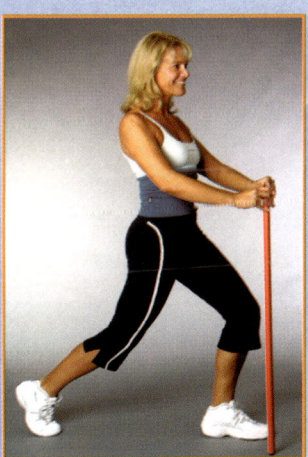

Leichtere Alternativen:

6a) Der Ausfallschritt mit Abstützen

Durch Festhalten an einem Partner oder an einem senkrecht gestellten Stab kann die Knie-, Fuß- und Oberkörperhaltung besser geschult und die Belastung gesenkt werden.

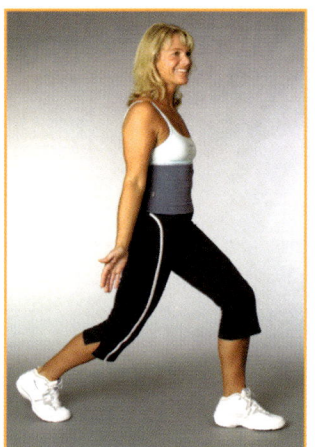

6b) Der Ausfallschritt mit kleinem Bewegungsradius

Die Belastung kann gesenkt werden, wenn das Bewegungsausmaß reduziert wird. Bei kleineren Kniebeugen ist die Koordination besser und die Bewegungsausführung sicherer.

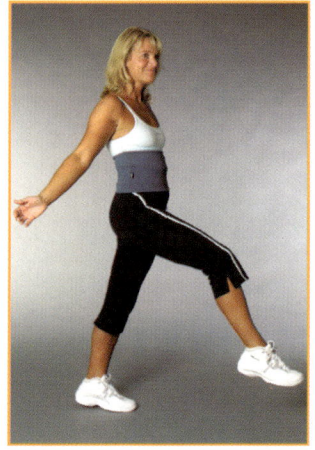

Schwerere Alternativen:

6c) Der Ausfallschritt nach vorn

Die Bewegung beginnt mit geschlossenen Beinen. Der Übende setzt mit einem Bein einen weiten Schritt nach vorn, führt die beschriebene Kniebeuge aus und setzt dieses Bein anschließend wieder zurück neben das andere. Bei dieser Übung muss ganz besonders auf die Korrektheit der Beinachsen geachtet werden.

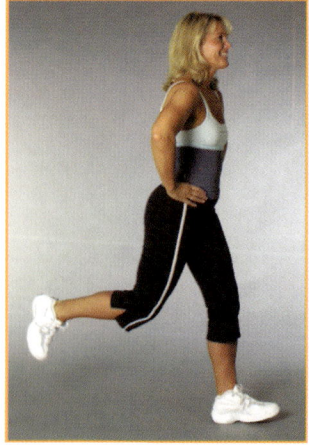

6d) Der Ausfallschritt nach hinten

Die Bewegung beginnt mit geschlossenen Beinen. Der Übende setzt mit einem Bein einen weiten Schritt nach hinten, führt die beschriebene Kniebeuge aus und setzt dieses Bein anschließend wieder zurück neben das andere.

6e) Der Ausfallschritt auf einer instabilen Unterlage

Eine zusätzliche Herausforderung an die Balance und Koordination bietet das Einsetzen eines Aero-Steps®. Sowohl die Kniebeuge als auch den Ausfallschritt nach vorn sollten nur Geübte ausführen. Die Unterlage kann sich dabei unter dem vorderen oder dem hinteren Bein befinden.

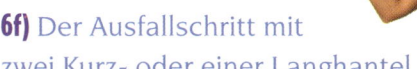

6f) Der Ausfallschritt mit zwei Kurz- oder einer Langhantel

Durch das Tragen von Gewichten erhöht man die Widerstandsbelastung und steigert den Trainingseffekt der Muskelkraft.

Tipp

Diese Übung muss sorgfältig unterrichtet werden, da die Kniebelastung durch eine korrekte Bewegungsausführung extrem reduziert werden kann.

6g) Der Ausfallschritt mit einem Xertube oder Theraband

Die Widerstandsbelastung lässt sich ebenfalls durch ein Xertube oder Theraband steigern. Es sollte aber darauf geachtet werden, dass das Band mit dem vorderen Fuß fixiert wird.

7 ADDUKTORENTRAINING

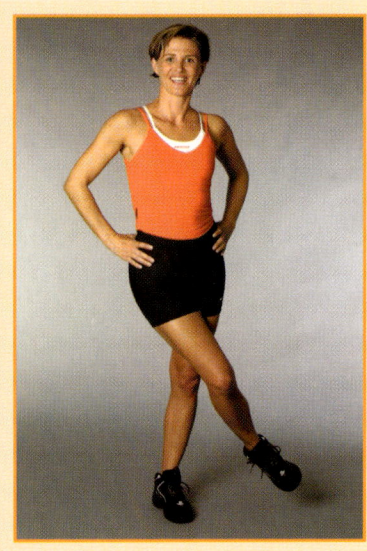

Hauptsächlich beanspruchte Muskulatur:

Innere Oberschenkelmuskulatur (Schenkelanzieher) M. pectineus, M. adductor longus, M. gracilis, M. adductor brevis, M. adductor magnus

Bewertung der Übung:

	Gering	Mittel	Hoch
Ausdauer		✗	
Kraftausdauer			✗
Muskelkraft	✗		
Beweglichkeit		✗	
Koordination+Balance			✗
Ganzkörperstabilität			✗
Schwierigkeitsgrad			✗

▶ Beschreibung

Ausgangsposition:

Der Übende hat eine aufgerichtete Körperhaltung und steht auf einem Bein. Das andere Bein wird leicht nach vorn angehoben.

Ablauf:

Das Spielbein wird zur Seite über das Standbein gekreuzt. Die Fußspitze zeigt während der gesamten Übung nach vorn. Es sollte darauf geachtet werden, dass das Becken seine Ausgangsposition behält und die Wirbelsäule, insbesondere die Lendenwirbelsäule, stabilisiert wird.

Achtung: Bei dieser Übung ist der allgemeine Trainingseffekt eher gering, da die Widerstandsbelastung zu niedrig ist. Die beschriebene Bewegung schildert lediglich die Grundübung. Zur Steigerung des Trainingseffekts sollte auf schwerere Alternativen ausgewichen werden.

Mögliche Fehler	Fehlerkorrektur
• Das Bein wird schwungvoll nach oben gebracht.	▶ Auf gleichmäßige Bewegungsausführung achten. Den Rhythmus vorgeben.
• Das Becken kippt zur Seite.	▶ Den Bewegungsradius zunächst verringern und auf mehr Körperstabilisation achten.
• Der Übende verliert das Gleichgewicht.	▶ „Mit den Augen einen festen Punkt fixieren." Mehr Körperspannung, insbesondere in der Körpermitte, aufbringen.
• Der Bewegungsradius ist zu klein.	▶ Auf Alternativen mit Therabändern zurückgreifen.
• Es fehlt die Vorstellung, auf welche Muskelgruppe diese Übung zielt. Die Teilnehmer spüren nichts.	▶ Auf Alternativen mit Therabändern oder Partnerübungen zurückgreifen.

▶ ## Variationen

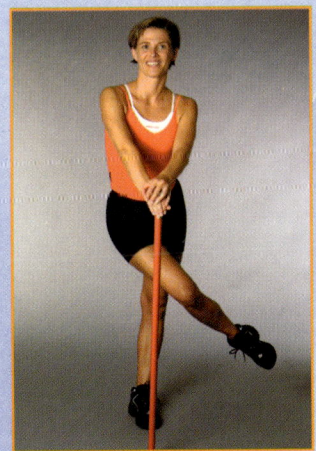

Leichtere Alternative:

7a) Adduktorentraining mit Unterstützung

Durch Festhalten an einem Partner oder an einem senkrecht gestellten Stab kann die Körperhaltung besser geschult werden.

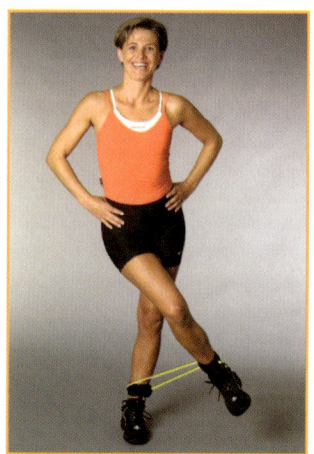

Schwerere Alternativen:
7b) Adduktorentraining mit einem Xercuff

Mittels der Klettbänder wird das Xercuff um die Fußgelenke geschlungen. Gegen den Widerstand des Bandes wird das Spielbein vor das Standbein gekreuzt angehoben.

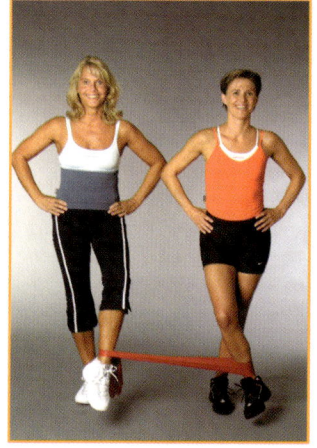

7c) Adduktorentraining mit einem Theraband und einem Partner

Die Partner stehen seitlich zueinander. Das jeweils innere Bein befindet sich in einer Therabandschlaufe. Je weiter sich die Partner voneinander entfernen, desto schwieriger wird die Bewegungsausführung, desto größer aber der Trainingseffekt.

Um den Bewegungsradius zu vergrößern, kann die Bewegung in abgespreizter Haltung beginnen.

Tipp

Mit Zusatzgeräten ist diese Übung am effektivsten. Gerade die Partnerübung macht viel Spaß.

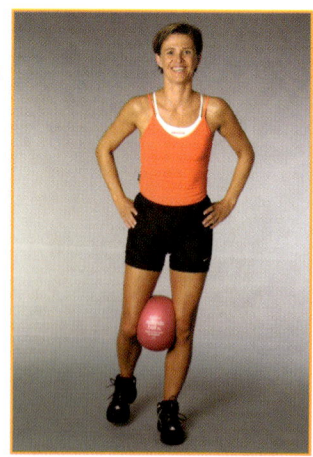

7d) Adduktorentraining mit einem Redondo Ball

Der Übende steht auf einem Bein und hält einen Redondo Ball zwischen den Knien oder den Fußgelenken. Er drückt nun den Ballon so stark wie möglich zusammen und entlastet ihn wieder.

8 WADENTRAINING

Hauptsächlich beanspruchte Muskulatur:

Wadenmuskulatur

M. soleus, M. gastrocnemius

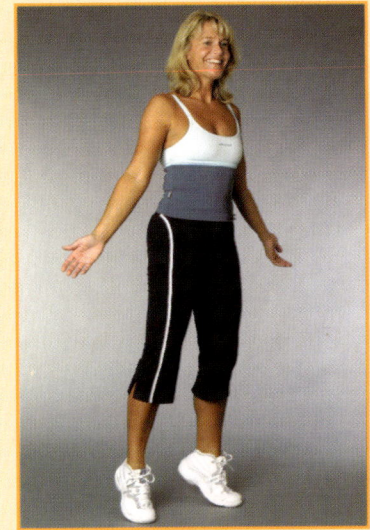

Bewertung der Übung:	Gering	Mittel	Hoch
Ausdauer		X	
Kraftausdauer			X
Muskelkraft		X	
Beweglichkeit	X		
Koordination+Balance			X
Ganzkörperstabilität		X	
Schwierigkeitsgrad		X	

 Beschreibung

Ausgangsposition:

Der Übende steht in einer aufgerichteten Körperposition. Die Füße stehen etwa hüftbreit auseinander.

Ablauf:

Die Bewegung besteht aus einem langsamen Auf- und Abwippen der Fersen.

Es sollte darauf geachtet werden, dass insbesondere in der Abwärtsbewegung der Ballenstand beibehalten wird, damit die Muskelspannung gleich bleibt.

Mögliche Fehler	Fehlerkorrektur
• Die Bewegung wird federnd ausgeführt.	► Auf gleichmäßige Bewegungsausführung achten. Den Rhythmus vorgeben.
• Die Ferse wird auf dem Boden abgesetzt.	► „Immer im Ballenstand bleiben."
• Kleiner Bewegungsradius.	► „Das maximale Bewegungsausmaß ausnützen." In die allgemeine Trainingsgestaltung Übungen zur Fußgelenkmobilisation einfließen lassen.
• Der Übende verliert das Gleichgewicht.	► „Mit den Augen einen festen Punkt fixieren." Mehr Körperspannung, insbesondere in der Körpermitte, aufbringen.
• Die Beine werden durchgestreckt.	► Die Knie behalten eine leichte Beugung.

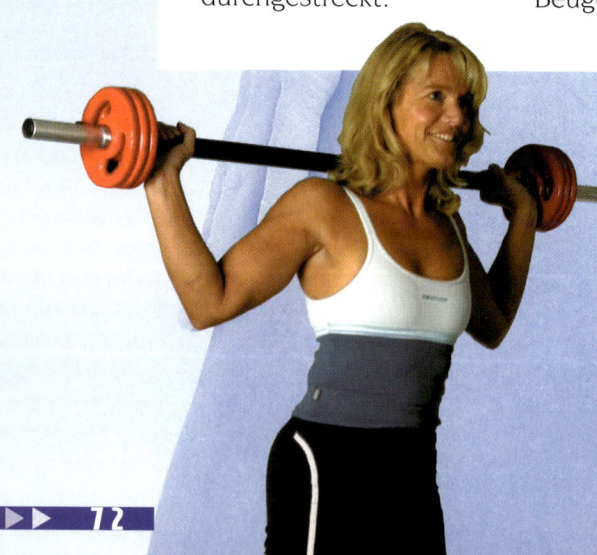

▶ Variationen

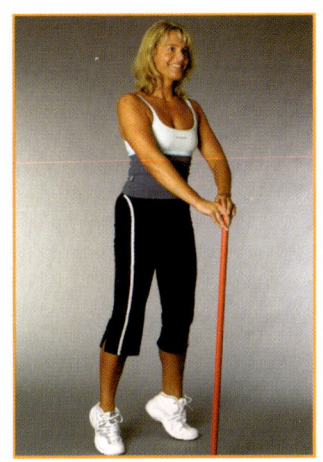

Leichtere Alternative:

8a) Wadentraining mit Unterstützung

Durch Festhalten an einem Partner oder an einem senkrecht gestellten Stab kann die Bewegung sicherer durchgeführt werden.

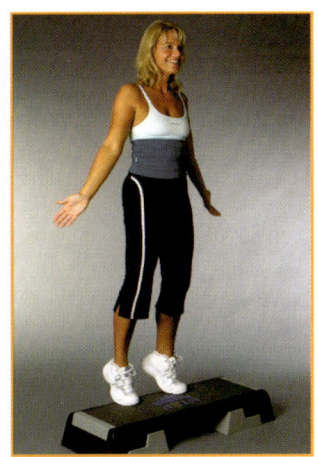

Schwerere Alternativen:

8b) Wadentraining auf einem Step

Zur Erhöhung des Bewegungsradius und damit zur Intensitätssteigerung stehen die Füße mit dem Ballen auf einem Step. Die Fersen werden zunächst abgesenkt, sodass anschließend die Fußgelenke in die Streckung gebracht werden.

8c) Einbeiniges Wadentraining auf einem Step

Dadurch, dass das doppelte Gewicht auf einem Bein lastet, erhöht sich die Intensität dieser Übung. Empfehlenswert ist ein Festhalten an einem Partner, an einer Wand oder einem Stab.

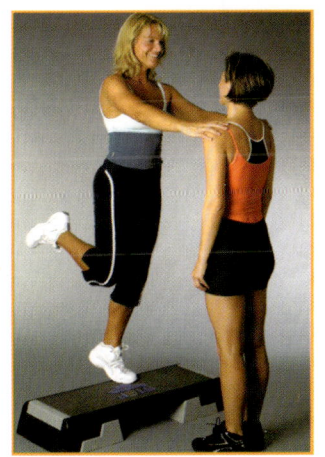

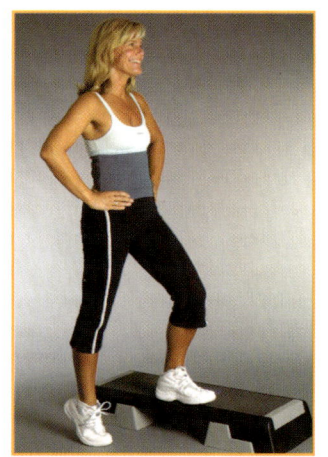

8d) Einbeiniges Wadentraining neben einem Step

Das zu trainierende Bein steht auf dem Boden neben dem Step. Hier ruht auch das Körpergewicht. Das andere Bein steht locker auf dem Step. Das untere Bein führt die beschriebene Bewegung aus, wobei das andere Bein lediglich zur Gleichgewichtsstabilisation eingesetzt wird.

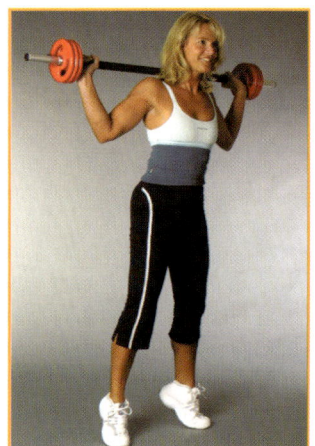

8e) Wadentraining mit Zusatzgewichten

Durch das Tragen von Kurzhanteln oder einer Langhantel erhöht man die Widerstandsbelastung und steigert den Trainingseffekt der Muskelkraft. Diese Übung sollte aber nur unterrichtet werden, wenn die Teilnehmer über eine gute Koordination und ein sicheres Gleichgewicht verfügen.

Tipp

Die effektivsten und am besten zu spürenden Übungen sind diejenigen, die den Step einbeziehen.

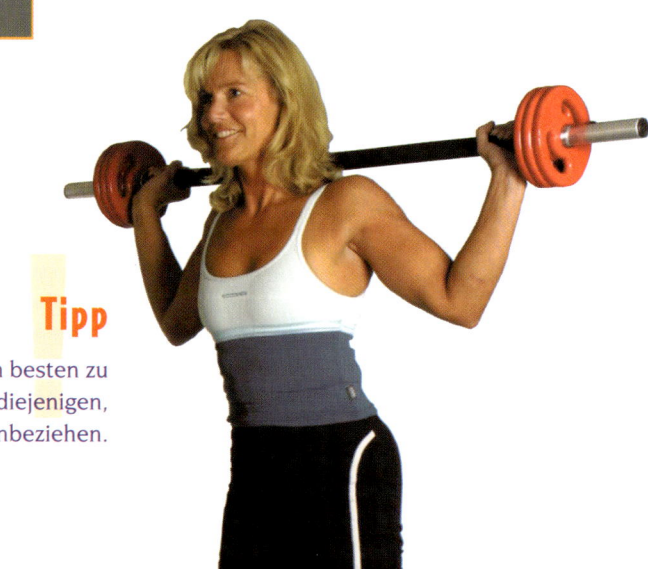

9 „SCHIENBEINSCHONER"

Hauptsächlich beanspruchte Muskulatur:

Vordere Schienbeinmuskulatur

M. tibialis anterior

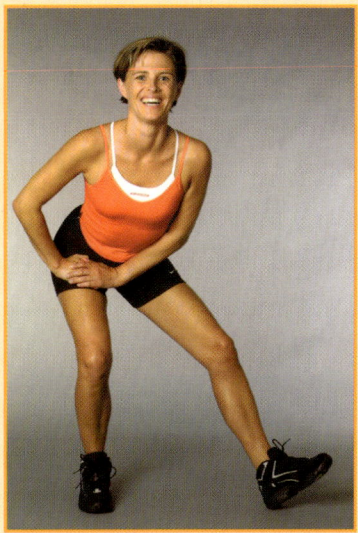

Bewertung der Übung:

	Gering	Mittel	Hoch
Ausdauer	✗		
Kraftausdauer			✗
Muskelkraft		✗	
Beweglichkeit	✗		
Koordination+Balance		✗	
Ganzkörperstabilität	✗		
Schwierigkeitsgrad	✗		

 Beschreibung

Ausgangsposition:

Die Füße stehen in Grätschstellung, wobei ein Bein mehr belastet ist als das andere. Die Arme stützen auf dem belasteten Bein ab, der Oberkörper wird demzufolge leicht nach vorn geneigt.

Die gerade Haltung der Wirbelsäule sollte beibehalten werden, obwohl eine Vorneigung erlaubt ist.

Ablauf:

Der Fuß des weniger belasteten Beins wird nach oben angehoben und wieder gesenkt. Die Ferse behält dabei Bodenkontakt.

Die Bewegung des übrigen Körpers sollte so gering wie möglich gehalten werden.

Mögliche Fehler	Fehlerkorrektur
• Der Oberkörper wird mitbewegt.	▶ „Nur der Fuß bewegt sich!"
• Die Oberkörperhaltung ist rund.	▶ Das Brustbein zeigt nach vorn.
• Die Teilnehmer ruhen sich auf den abstützenden Armen aus. Die Schultern werden hochgezogen.	▶ Mehr Körperspannung einnehmen. Die Schultern ziehen nach hinten unten. Der Rücken ist angespannt.

Variationen

Schwere Alternativen:

9a) „Schienbeinschoner" auf einem Step

Zur Erhöhung des Bewegungsradius und damit zur Intensitätssteigerung steht das Standbein fest auf dem Step. Das Spielbein berührt nur mit der Ferse den Step. Der Vorderfuß des Spielbeins wird zunächst nach vorn abgesenkt. Dann wird der Fuß angezogen, sodass die Fußspitze schräg nach oben zeigt.

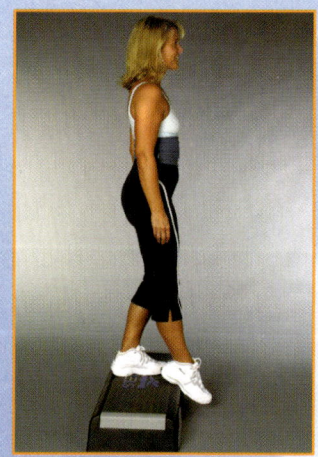

9b) „Schienbeinschoner" auf einem Step mit einem Stab

Auf den Vorderfuß des Spielbeins wird ein Stab gestellt, den der Übende festhält. Die Bewegung wird wie bei der vorherigen Übung ausgeführt. Der Übende kann mit dem Stab viel oder wenig Druck ausüben und so die Intensität der Übung erhöhen oder senken.

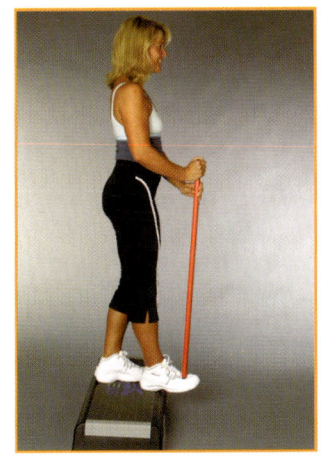

9c) „Schienbeinschoner" mit einem Xercuff

Mittels der Klettbänder wird das Xercuff um die Füße gebunden und das Spielbein angehoben. Die Hände fassen das Spielbein am Oberschenkel und stabilisieren es. Der Oberkörper behält eine aufgerichtete Haltung. Gegen den Widerstand des Bandes wird der Fuß angezogen und gestreckt.

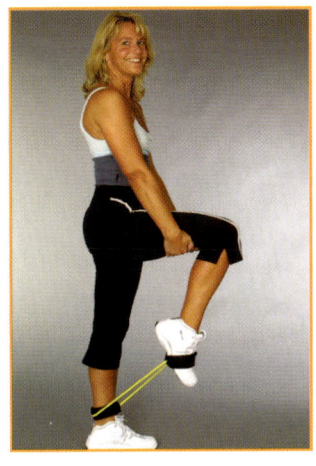

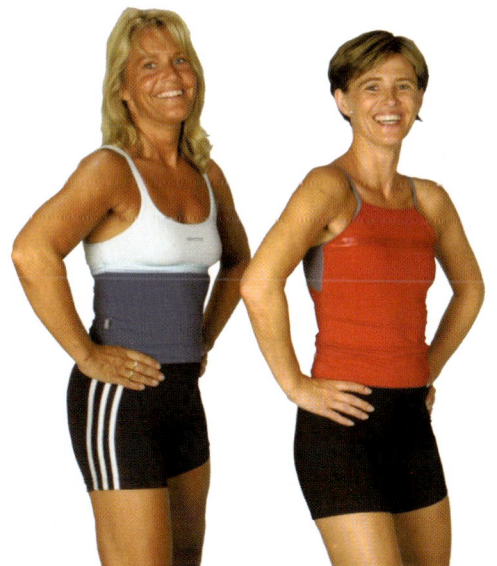

Tipp

Auch hier sollte ein größtmöglicher Bewegungsradius angestrebt werden, sodass die effektivste Bewegung durch Einbezug eines Steps bedingt wird.

4.3 Übungen im Sitzen

Übungen im Sitzen gibt es viele, nur sind leider nicht alle effektiv oder rückenschonend. Die in diesem Kapitel vorgestellten Übungen bieten eine Auswahl der optimalsten Bewegungen, die in einer Bauch-Beine-Po-Stunde unterrichtet werden können.

Die optimale, aktive Körperhaltung im Sitzen

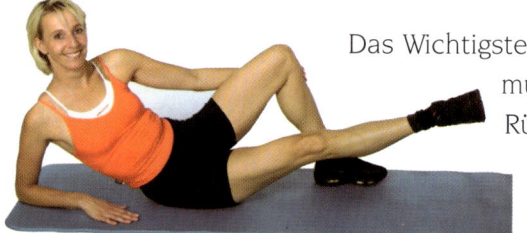

Das Wichtigste, das im Sitzen beachtet werden muss, ist die gerade, aufgerichtete Rückenhaltung mit all den Faktoren, die schon bei der Haltung im Stand beschrieben wurden.

Diese aufgerichtete Position ist jedoch nicht für alle Teilnehmer leicht einzunehmen. Man braucht eine ausreichende Beweglichkeit in der Hüfte, eine gut gedehnte ischiocrurale Muskulatur und eine kräftige Rückenmuskulatur, um aufrecht sitzen zu können.

Daher gelten für Übungen im Sitzen grundsätzlich zwei Varianten.

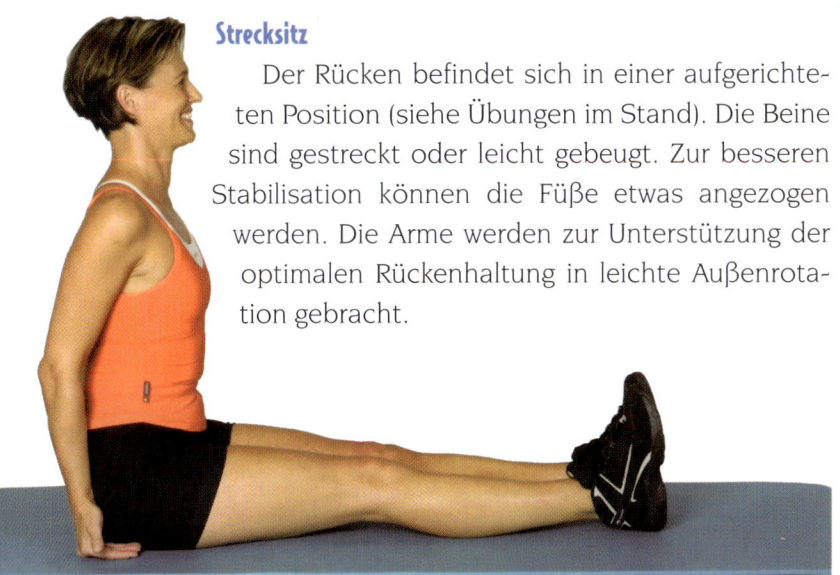

Strecksitz

Der Rücken befindet sich in einer aufgerichteten Position (siehe Übungen im Stand). Die Beine sind gestreckt oder leicht gebeugt. Zur besseren Stabilisation können die Füße etwas angezogen werden. Die Arme werden zur Unterstützung der optimalen Rückenhaltung in leichte Außenrotation gebracht.

Sitzen mit Abstützen der Hände

Um eine gerade Rückenhaltung zu gewährleisten, ist es nicht falsch, die Hände hinter dem Körper abzustützen. Die Belastung für die Wirbelsäule und die Zugkräfte der Hüftbeugemuskulatur verringern sich enorm. Man sollte jedoch darauf achten, dass man sich nicht auf den Armen ausruht. Eine angespannte Körperhaltung mit geradem Rücken und angehobenem Brustbein ist weiterhin sinnvoll.

10 DAS BEIN STRECKEN

Hauptsächlich beanspruchte Muskulatur:

Vordere Oberschenkelmuskulatur

M. quadriceps femoris

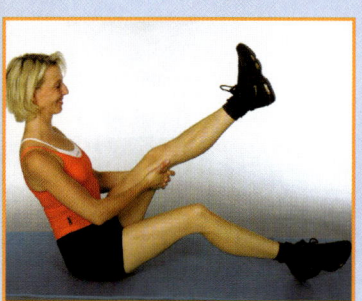

Bewertung der Übung:	Gering	Mittel	Hoch
Ausdauer	X		
Kraftausdauer			X
Muskelkraft		X	
Beweglichkeit		X	
Koordination + Balance		X	
Ganzkörperstabilität			X
Schwierigkeitsgrad	X		

► Beschreibung

Ausgangsposition:

Die Übung beginnt in einer aufrechten Sitzposition. Das stabilisierende Bein wird mit der Ferse auf dem Boden aufgesetzt. Das Spielbein wird am Oberschenkel von den Händen gehalten. Es sollte unbedingt auf eine aufgerichtete Oberkörperhaltung geachtet werden. Je besser die Beweglichkeit im Hüftgelenk und in der Lendenwirbelsäule ist, desto weiter kann man das Bein an den Körper heranziehen. Beide Knie befinden sich auf einer Höhe.

Ablauf:

Das Knie des Spielbeins streckt sich nach oben, wobei die Fußspitze entsprechend der Beinachse nach oben zeigt. In der folgenden Abwärtsbewegung sollte darauf geachtet werden, dass eine gleichmäßige Bewegungsführung eingehalten wird und dass die Muskulatur unter Spannung bleibt. Das Bein wird nicht ganz bis zum Boden abgesetzt, sondern bleibt etwas in der Luft.

Achtung: Bei dieser Übung ist der allgemeine Trainingseffekt eher gering, da die Widerstandsbelastung zu niedrig ist. Die beschriebene Bewegung umfasst lediglich die Grundübung. Zur Steigerung des Trainingseffekts sollte auf schwerere Alternativen ausgewichen werden.

Mögliche Fehler	Fehlerkorrektur
• Der Rücken hat eine runde Haltung.	▶ Die Beine sind zu eng am Körper. Das stabilisierende Bein wird weiter vom Körper entfernt und das Spielbein etwas lockerer gehalten. Besonders der Aufrichtung des Brustbeins mehr Aufmerksamkeit schenken.
• Der Rücken hat immer noch eine runde Haltung und kann nicht in die Streckung gebracht werden.	▶ Im Allgemeinen die Beweglichkeit fördern und mobilisierende Übungen einfließen lassen. Die Übung nur mit aufgerichteter Körperhaltung unterrichten, sonst auf andere Übungen ausweichen.
• Das Spielbein wird nach innen verdreht.	▶ „Die Fußspitze zeigt zur Decke."
• Die Übung wird schwungvoll ausgeführt.	▶ Auf gleichmäßige Bewegungsausführung achten und einen Rhythmus vorgeben. Eventuell fehlt die Vorstellung, welcher Muskel angesprochen werden soll. In diesem Falle auf schwerere Alternativen, z. B. mit Theraband, ausweichen.

▶ **Variationen**

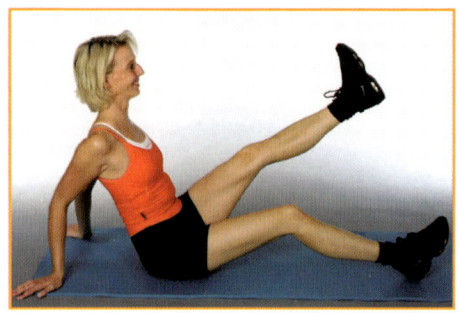

Leichtere Alternative:
10a) Das Bein strecken mit Abstützen

Dadurch, dass die Hände hinter dem Körper abstützen, wird die Ausführung der Übung noch leichter. Der Trainingseffekt ist aber eher gering.

Schwerere Alternativen:
10b) Das Bein strecken mit Gewichtsmanschette

Das Tragen einer Gewichtsmanschette am Fußgelenk erhöht den Widerstand und den Trainingseffekt. Die Belastung in Richtung Muskelkraft steigt.

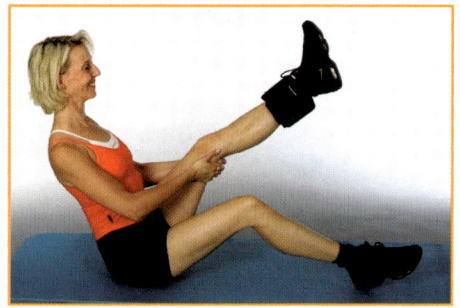

10c) Das Bein strecken mit einem Xercuff I

Um beide Fußgelenke wird das Xercuff gewickelt. Der stabilisierende Fuß steht auf den anderen Enden und fixiert das Band am Boden. Wie auch bei der vorherigen Alternative, sollte auf Folgendes geachtet werden: Je höher die Widerstandsbelastung ist, desto eher wird im Rücken nach hinten ausgewichen.

10d) Das Bein strecken mit einem Xercuff II

Zur weiteren Erhöhung der Intensität werden die Arme zur Seite gestreckt. Diese Übung ist Profis vorbehalten und nur zu unterrichten, wenn die Teilnehmer über genügend Bewegungserfahrung, Kraft und Beweglichkeit verfügen.

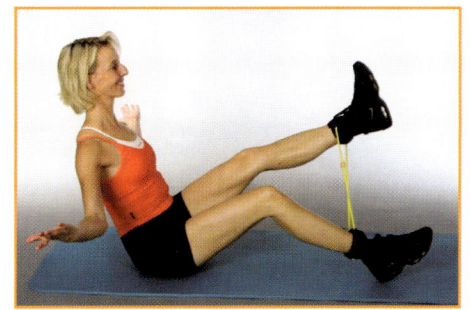

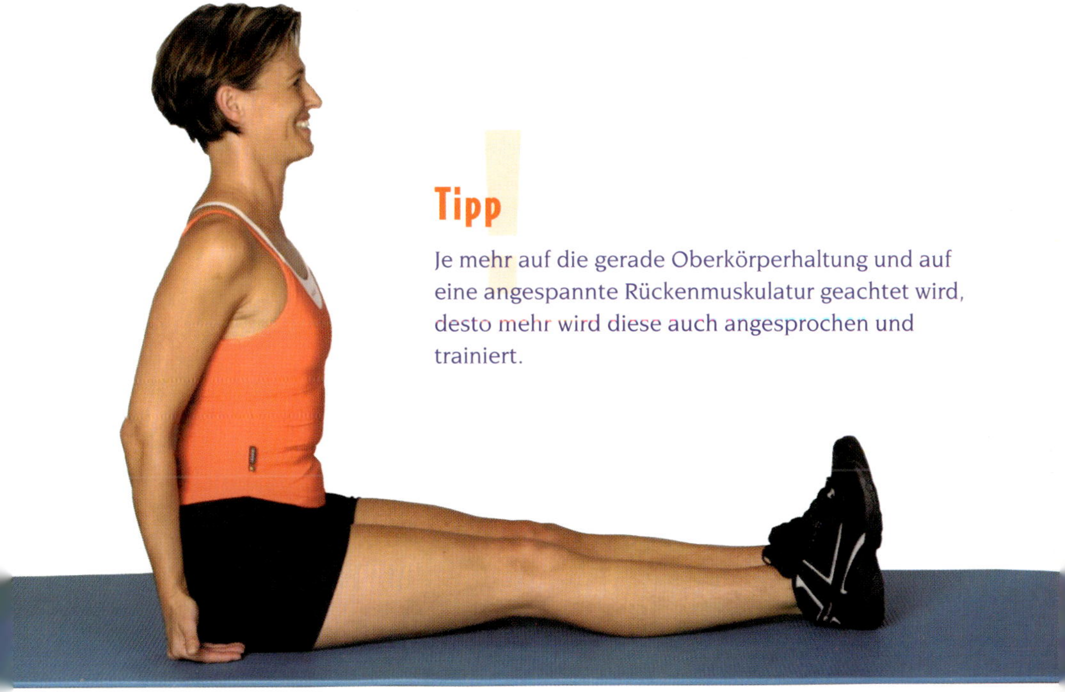

Tipp

Je mehr auf die gerade Oberkörperhaltung und auf eine angespannte Rückenmuskulatur geachtet wird, desto mehr wird diese auch angesprochen und trainiert.

11 BAUCH-TRIZEPS-KOMBI

Hauptsächlich beanspruchte Muskulatur:

Gerade Bauchmuskulatur, Oberarmstrecker
M. rectus abdominis, M. triceps brachii

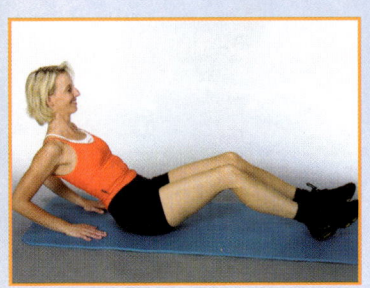

Bewertung der Übung:	Gering	Mittel	Hoch
Ausdauer	✘		
Kraftausdauer			✘
Muskelkraft			✘
Beweglichkeit	✘		
Koordination + Balance		✘	
Ganzkörperstabilität		✘	
Schwierigkeitsgrad			✘

▶ Beschreibung

Ausgangsposition:

In der Sitzposition werden die Hände schulterbreit hinter dem Gesäß aufgesetzt. Die Finger zeigen in Richtung der Füße. Das Brustbein ist aufgerichtet, sodass der Rücken eine gerade Haltung einnimmt. Beide Füße sind aufgestellt.

Ablauf:

Mit einer unveränderten Rückenhaltung werden die Arme in der Weise gebeugt, dass die Ellbogen beinahe den Boden berühren. Die Arme werden anschließend wieder nahezu in die Streckung gebracht. Je mehr die Bauchmuskulatur angesprochen werden soll, desto weniger sollten die Arme bei dieser Bewegung helfen.

Je mehr die Übung den Trizeps trainieren soll, desto mehr sollte die Bauchmuskulatur „ausgeschaltet werden" und die Übung nur aus den Armen ausgeführt werden.

Mögliche Fehler	Fehlerkorrektur
• Es fehlt die Bewegungsvorstellung.	▶ „Die Ellbogen berühren fast den Boden."
• Der Rücken hat eine runde Haltung.	▶ Das Brustbein zeigt nach vorn oben.
• Der Übende spürt nur das Training in der Bauchmuskulatur.	▶ In der Aufwärtsbewegung wird das Gewicht, das auf dem Gesäß lastet, auf die Arme verlagert.
• Der Kopf wird nach vorn gestreckt, sodass die Hals- und Nackenmuskulatur verspannt.	▶ Das Kinn wird leicht an den Hals herangezogen. „Ein Faden am Hinterkopf zieht den Nacken lang."

▶ Variationen

Leichtere Alternative:

IIa) Bauch-Trizeps-Kombi mit geringem Bewegungsradius

Durch ein kleineres Bewegungsausmaß kann die Oberkörperhaltung und die Bewegungsvorstellung besser geschult und die Belastung gesenkt werden.

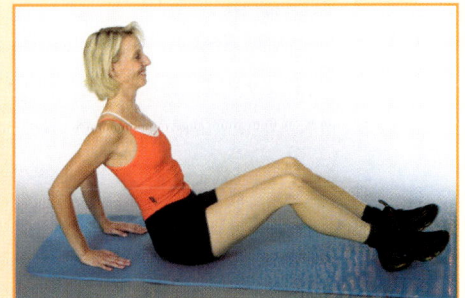

Schwerere Alternativen:

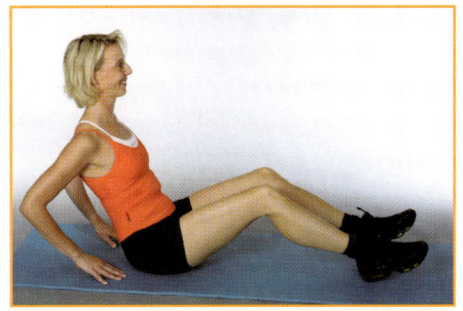

11b) Bauch-Trizeps-Kombi, Schwerpunkt Bauchmuskulatur

Die Bewegung wird initiiert durch die Bauchmuskulatur, indem die Hände nur leichte Stabilisationsaufgaben übernehmen und die Arme bei der Bewegung so wenig wie möglich beteiligt sind.

11c) Bauch-Trizeps-Kombi, Schwerpunkt Oberarmmuskulatur

Wird das Gesäß ganz oder teilweise vom Boden angehoben, wird verstärkt der Trizeps trainiert. Soll die Beteiligung der Bauchmuskulatur ganz ausgeschlossen werden, kann die Bewegung bei angehobenem Becken nicht mehr nach hinten, sondern senkrecht nach unten ausgeführt werden. Diese Übung ist auch unter dem Namen **Dip** bekannt.

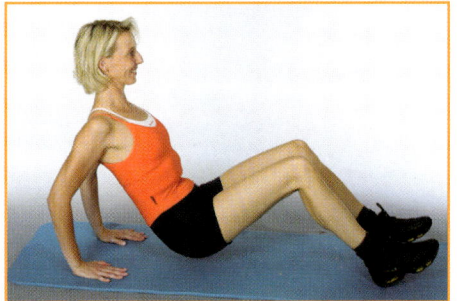

Anmerkung: Auch wenn diese Übung streng genommen keine Bauch-Beine-Po-Übung ist, darf sie doch in einer solchen Stunde auftauchen.

Tipp

Mit dieser Übung kann man unbemerkt eine Armkräftigung in die Bauch-Beine-Po-Stunde einfließen lassen. Denn auch die Arme sind wichtige, zu trainierende Körperteile!

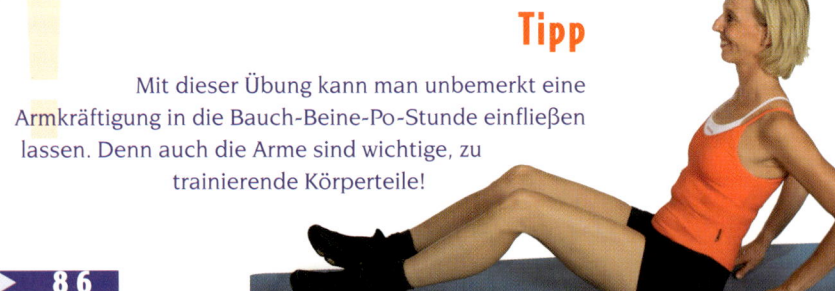

12 ADDUKTORENTRAINING

Hauptsächlich beanspruchte Muskulatur:

Innere Oberschenkelmuskulatur (Schenkelanzieher)

M. pectineus, M. adductor longus, M. gracilis, M. adductor brevis, M. adductor magnus

Bewertung der Übung:			
	Gering	Mittel	Hoch
Ausdauer		✘	
Kraftausdauer			✘
Muskelkraft	✘		
Beweglichkeit		✘	
Koordination+Balance		✘	
Ganzkörperstabilität		✘	
Schwierigkeitsgrad		✘	

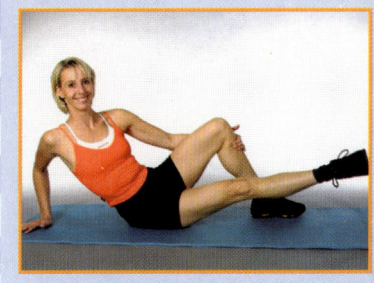

 # Beschreibung

Ausgangsposition:

Zur Verdeutlichung gilt die folgende Beschreibung für die rechte Seite.

Bei dieser Übung wird in der Sitzposition das Körpergewicht auf die rechte Seite verlagert, sodass man nur auf der rechten Gesäßhälfte sitzt. Der rechte Arm stützt hinter dem Körper auf dem Boden ab, der linke Arm darf locker auf dem Körper abgelegt werden. An dieser Stelle muss darauf hingewiesen werden, dass der Oberkörper unbedingt eine aufgerichtete Haltung einhalten soll. Der linke Fuß ist aufgestellt, wobei das Knie nach oben zeigt. Das rechte Bein hat eine gestreckte, nach außen rotierte Haltung. So weit wie möglich sollte die rechte Fußspitze nach außen zeigen.

Ablauf:

Das rechte Bein wird so weit nach oben angehoben, dass sich beide Knie auf einer Höhe befinden. Die rechte Fußspitze zeigt während der ganzen Übung nach rechts. Das Bein sollte während der gesamten Bewegung nicht ganz auf dem Boden abgesetzt werden.

Mögliche Fehler	Fehlerkorrektur
• In der Aufwärtsbewegung wird der Rücken in eine runde Haltung gebracht.	▶ Das Bein zunächst nicht so weit hochheben. Den abstützenden Arm weiter vom Körper entfernen. Das Brustbein nach vorn oben strecken.
• Die Fußspitze des Spielbeins zeigt nach oben.	▶ Auf eine außen rotierte Haltung des Beins hinweisen. Das Körpergewicht mehr auf die rechte Seite verlagern.
• Die Bewegung wird schwungvoll ausgeführt.	▶ Auf gleichmäßige Bewegungsausführung achten. Den Rhythmus vorgeben.

▶ Variationen

Leichtere Alternative:
12a) Adduktorentraining durch Abstützen des Unterarms

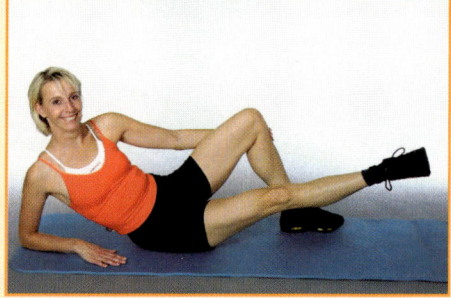

Zur besseren Stabilisation des Rückens kann der Ellbogen auf dem Boden aufgesetzt werden.

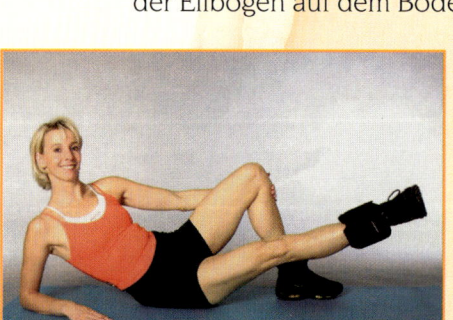

Schwerere Alternativen:
12b) Adduktorentraining mit Gewichtsmanschette

Das Tragen einer Gewichtsmanschette am Fußgelenk erhöht den Widerstand und den Trainingseffekt. Die Belastung in Richtung Muskelkraft steigt.

Ganz besonders sollte hier auf eine korrekte Bewegungsausführung geachtet werden. Wahlweise kann diese Übung mit der Hand oder mit dem Unterarm abgestützt werden.

12c) Adduktorentraining mit einem Redondo Ball

Der Übende sitzt auf dem Gesäß und hält mit den Knien einen Redondo Ball. Der Ball wird so stark wie möglich zusammengedrückt und wieder entlastet. Zur Entlastung der Knie sollten die Fußspitzen nach oben zeigen.

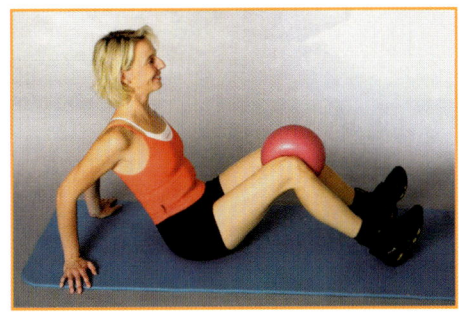

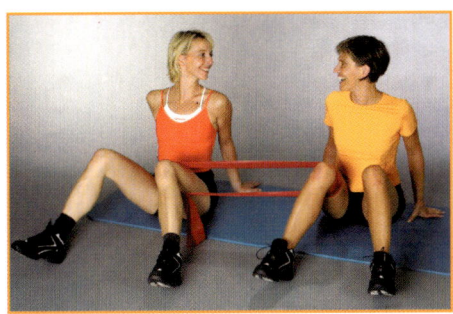

Je weiter sich die Partner voneinander entfernen, desto schwieriger wird die Bewegungsausführung, desto größer aber der Trainingseffekt.

12d) Adduktorentraining mit einem Theraband und einem Partner

Die Partner sitzen mit angewinkelten Beinen und abgestützten Armen seitlich nebeneinander. Das jeweils innere Bein befindet sich in Kniehöhe in einer Therabandschlaufe. Gegen den Widerstand des Bandes ziehen die Partner gleichzeitig das eigene Knie zu sich heran.

Tipp

Die beschriebene Grundübung ist wegen der Sitzhaltung manchmal für einige Teilnehmer unangenehm.
Am lustigsten und am effektivsten ist die Partnerübung.

13 STÜTZÜBUNG

Hauptsächlich beanspruchte Muskulatur:

Gesamte Rumpf-, Arm- und Beinmuskulatur

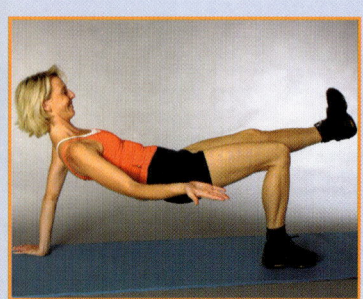

Bewertung der Übung:	Gering	Mittel	Hoch
Ausdauer		✗	
Kraftausdauer		✗	
Muskelkraft		✗	
Beweglichkeit	✗		
Koordination+Balance		✗	
Ganzkörperstabilität			✗
Schwierigkeitsgrad		✗	

► Beschreibung

Ausgangsposition:

In der Sitzposition werden die Hände schulterbreit hinter dem Körper aufgesetzt. Die Finger zeigen nach außen und die Ellbogen sind leicht gebeugt. Das Brustbein ist aufgerichtet, sodass der Rücken eine gerade Haltung einnimmt. Beide Füße sind hüftbreit aufgestellt.

Ablauf:

Diese Übung hat das Ziel der Ganzkörperstabilisation. Die Unterstützungsfläche sollte also so gering wie möglich gehalten werden: Das Gesäß wird gleichzeitig mit dem rechten Arm und dem linken Bein vom Boden abgehoben. Es sind folglich noch die linke Hand und der rechte Fuß am Boden. Diese Übung kann einige Sekunden gehalten werden, um sie dann mit der anderen Seite auszuführen. Je mehr die Hüfte gestreckt wird, desto intensiver erscheint die Übung.

Unbedingt sollte darauf geachtet werden, dass die Bewegung nur nach oben ausgeführt und das Körpergewicht nicht zur Seite verlagert wird. Auch das Becken behält seine waagerechte Position. Der abstützende Arm ist leicht gebeugt. Das Brustbein bleibt leicht angehoben.

Mögliche Fehler	Fehlerkorrektur
• Das Becken kippt zur einen Seite herunter.	▶ Das Körpergewicht mehr zur Mitte verlagern und das Becken aufrichten. „Stell dir vor, auf deinem Bauch steht ein Tablett mit vollen Sektgläsern."
• Das Körpergewicht wird zu einer Seite verlagert.	▶ Mehr Bauchspannung einnehmen und das Gewicht allmählich zur Mitte verlagern.
• Der abstützende Arm wird durchgestreckt.	▶ Zunächst den Fuß absetzen und die Armhaltung korrigieren. Der Schulterhaltung mehr Aufmerksamkeit schenken.
• Der Übende verliert das Gleichgewicht.	▶ Zunächst den Fuß oder den Arm absetzen und mehr Bauchspannung halten.
• Die Hüfte kann nicht ganz gestreckt werden.	▶ Macht nichts. Hauptsache, das Körpergewicht ruht in der Mitte und die übrige Körperhaltung ist korrekt.
• Der Übende hält die Luft an.	▶ Des Öfteren auf eine gleichmäßige Atmung hinweisen.

▶ Variationen

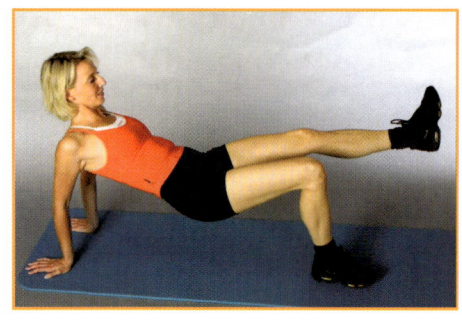

Leichtere Alternativen:

13a) Reduzierte Stützübung I

Die Stabilisationsarbeit kann verringert werden, indem beide Hände auf dem Boden bleiben und nur ein Fuß angehoben wird. Auf diese Weise lässt sich die Bewegungsvorstellung und Körperwahrnehmung verbessern und die Intensität reduzieren.

13b) Reduzierte Stützübung II

Die Stabilisationsarbeit kann ebenso verringert werden, indem beide Füße auf dem Boden bleiben und nur eine Hand angehoben wird. Diese Variante empfinden die Teilnehmer meist als etwas schwieriger als die vorherige Übung.

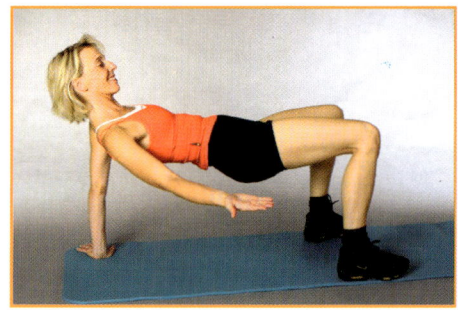

Schwerere Alternativen:

13c) Dynamische Stützübung

Die Bewegung gleicht der Grundübung. Hier liegt der Schwerpunkt allerdings auf einer dynamischeren Ausführung. Der Arm und das Bein, die sich in der Luft befinden, werden gleichzeitig nach oben und nach unten bewegt. Die Übung wird dadurch instabiler und schwieriger, da der Körper mehr ausbalanciert werden muss.

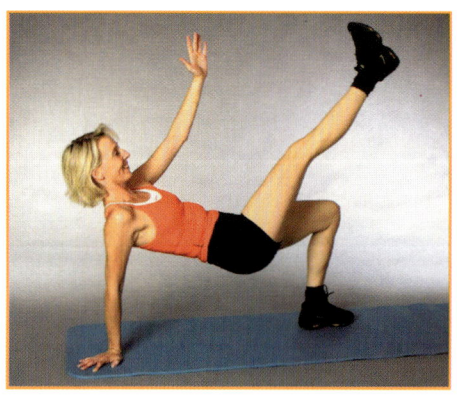

13d) Stützübung auf instabiler Unterlage

Steht entweder der Fuß, die Hand oder beide gleichzeitig auf einem Aero-Step®, steigt der Schwierigkeitsgrad durch erhöhte Stabilisationsarbeit noch weiter. Diese Variante stellt auch für fortgeschrittene Teilnehmer eine Herausforderung dar.

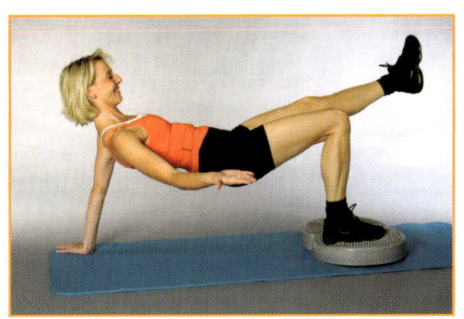

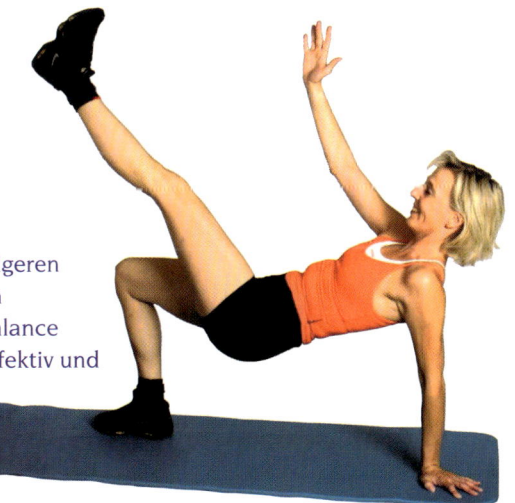

13e) Stützübung mit geschlossenen Augen

Dadurch, dass die visuelle Fixierung fehlt, kann die Körperwahrnehmung und das sensomotorische System geschult werden.

Tipp

Die Stützübung gehört zu den schwierigeren Aufgaben und ist auf Grund des hohen Anspruchs an die Koordination und Balance nicht sehr beliebt. Dafür ist sie sehr effektiv und sollte, wie auch andere Ganzkörperübungen, oft unterrichtet werden.

4.4 Übungen im Vierfüßlerstand

Die Übungen im Vierfüßlerstand gehören zu den beliebtesten Bewegungen in einer Bauch-Beine-Po-Stunde. Sie sind im Allgemeinen wenig wirbelsäulenbelastend und lassen sich mit einer großen Variationsbreite unterrichten. Leichte und schwere Alternativen können den Teilnehmern parallel angeboten werden, ohne dass der Fluss der Stunde gestört wird.

Neben den umfangreichen Trainingsmöglichkeiten für Beine, Bauch und Po wird meist der Rücken automatisch mittrainiert. Ein wünschenswerter Nebeneffekt, der durch die in diesem Kapitel beschriebenen Ganzkörperübungen zusätzlich unterstützt wird.

Da einige Teilnehmer bei Übungen im Vierfüßlerstand über ein unangenehmes Druckempfinden in den Handgelenken, in den Schultern oder in den Knien sprechen, kann man zur Entlastung drei Varianten anbieten. Für alle gelten aber die Grundsätze einer angespannten, aktiven Haltung:

Die optimale, aktive Körperhaltung im Vierfüßlerstand

Der Rücken zeigt eine natürliche S-Form. Weder ein Durchhängen noch ein Nachobenstrecken ist erlaubt. Der Übende sollte eine natürliche Mittelstellung finden. Förderlich für diese Rückenhaltung ist das Ziehen der Schultern nach hinten, wobei die Schulterblätter sowohl zusammen als auch in Richtung Steißbein gezogen werden. Dadurch streckt sich der Nacken und die Rückenmuskulatur erfährt eine vorteilhafte Anspannung.

Die Knie befinden sich senkrecht unter den Hüftgelenken und sind etwa hüftbreit voneinander entfernt. Zur Abpolsterung der Knie können weiche Unterlagen benutzt werden.

Die Hände bzw. die Ellbogen werden ebenfalls senkrecht unter den Schultern auf dem Boden aufgesetzt.

Zur optimalen Haltung der Halswirbelsäule ist der Blick möglichst auf den Boden gerichtet. Das Kinn wird wie im aufrechten Stand leicht an den Hals gezogen.

Vierfüßlerstand mit Handstütz

Die Hände befinden sich etwa schulterbreit am Boden, wobei die Finger etwas nach außen zeigen. Die Schultern werden durch diese Außenrotation in eine optimale Position gebracht. Zur Entlastung der Ellbogen ist es notwendig, dass diese leicht gebeugt gehalten werden.

Vorteil: Die oben beschriebene Schulterhaltung und die damit verbundene korrekte Rückenhaltung ist für Teilnehmer leicht nachzuvollziehen.

Nachteil: Die Teilnehmer verspüren eventuell ein unangenehmes Druckempfinden in den Handgelenken.

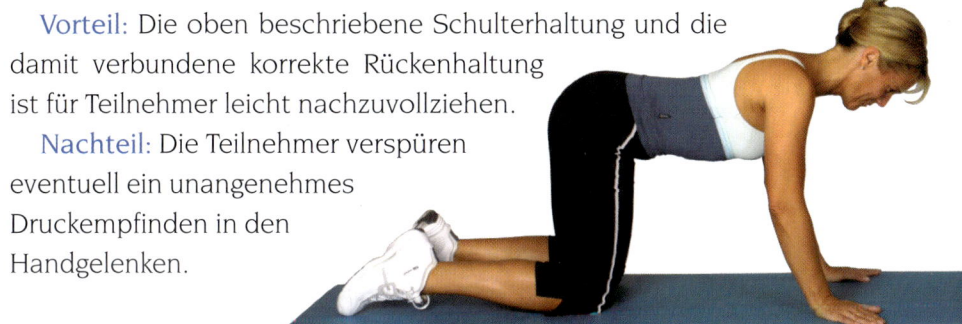

Vierfüßlerstand mit Ellbogenstütz

Die Ellbogen befinden sich etwa schulterbreit am Boden. Die Unterarme zeigen nach vorn. Um auch hier ein optimale Haltung der Schultern und der Wirbelsäule zu fördern, sollten die Unterarme in Supinationsposition, also leicht nach außen rotiert, gehalten werden. Entweder zeigen die Handflächen zueinander oder nach oben. Nur bei Übungen mit großem

Balanceanteil können die Handflächen zur besseren Stabilisation auf dem Boden aufgesetzt werden.

Vorteil: Die Armmuskeln werden entlastet. Diese Variante ist für Anfänger leicht umzusetzen.

Nachteil: Es kann möglicherweise zu einer Blutdrucksteigerung im Oberkörper und im Kopf kommen.

Vierfüßlerstand mit Ellbogenstütz auf einem Step

Die Unterarme werden auf einer Erhöhung aufgesetzt. Die Höhe des Steps sollte optimalerweise so gewählt werden, dass der Rücken waagerecht zum Boden gehalten werden kann und Arme und Beine eine gleichmäßige Belastung erfahren.

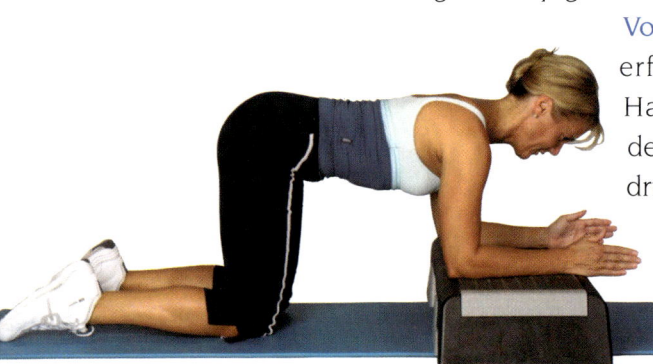

Vorteil: Die Wirbelsäule erfährt eine optimale Haltung. Die Gelenke des Oberkörpers werden druckentlastet.

Nachteil: Es wird im Allgemeinen weniger auf die Schulterhaltung geachtet.

Bei jeder einzelnen Übungsbeschreibung in diesem Kapitel wurde auf die jeweils günstigste Lösung zurückgegriffen.

14 DAS BEIN HEBEN

Hauptsächlich beanspruchte Muskulatur:

Gesäß- und hintere Oberschenkelmuskulatur,
M. glutaeus maximus, Mm. ischiocrurale

Bewertung der Übung:	Gering	Mittel	Hoch
Ausdauer	✘		
Kraftausdauer		✘	
Muskelkraft		✘	
Beweglichkeit		✘	
Koordination+Balance	✘		
Ganzkörperstabilität		✘	
Schwierigkeitsgrad	✘		

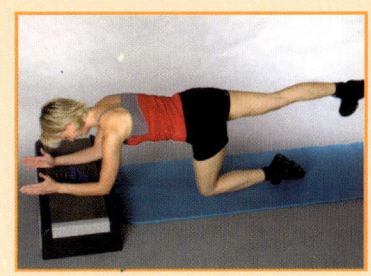

Beschreibung

Ausgangsposition:

Im Vierfüßlerstand bleibt das eine Knie am Boden. Das andere Bein wird nach hinten gestreckt und berührt mit der Zehenspitze leicht den Boden. Es können, wie eingangs beschrieben, wahlweise die Hände oder die Unterarme auf dem Boden bzw. auf einem Step aufgesetzt werden.

Solange der Rücken eine feste Position behält und in der natürlichen S-Form gehalten wird, sind alle Versionen der Grundhaltung O.K.

Ablauf:

Das gestreckte Bein wird nach oben und nach unten geführt. Die Bewegung darf so weit nach oben ausgeführt werden, wie der Rücken seine feste Position behalten kann. Das bedeutet, dass die Bewegung nur im Hüftgelenk geschieht und von der Gesäßmuskulatur initiiert wird. Die Wirbelsäule bewegt sich also nicht.

Mögliche Fehler	Fehlerkorrektur
• Der Übende weicht in der Aufwärtsbewegung in eine Hohlkreuzhaltung aus.	▶ Den Bewegungsradius verringern und mehr auf eine angespannte Bauchmuskulatur hinweisen.
• Das Bein wird schwungvoll nach oben geführt.	▶ Auf eine gleichmäßige Bewegungsausführung achten. Eventuell das Tempo reduzieren.
• Der Kopf wird in der Aufwärtsbewegung nach hinten überstreckt.	▶ „Der Blick bleibt die ganze Zeit am Boden." Der Nacken wird lang gezogen.
• Die Schultern werden zu den Ohren gezogen.	▶ „Die Schulterblätter ziehen zum Steißbein."
• Der Rücken und die Schulterblätter „hängen durch".	▶ Mehr Körperspannung einnehmen. Insbesondere Wert auf die Bauchmuskulatur legen. Beim Handstütz sollte auf eine leicht gebeugte, angespannte Haltung der Arme hingewiesen werden.

▶ Variationen

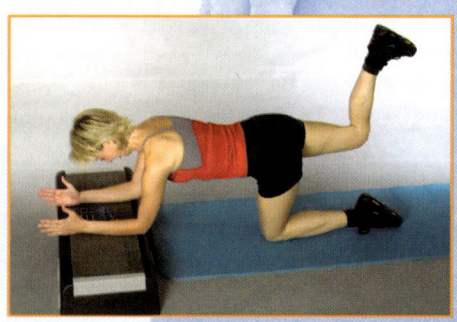

Schwerere Alternativen:

14a) Das Bein heben mit gebeugtem Knie

Eine andere, aber ein wenig schwierigere Variante ist das Heben des Beins mit gebeugtem Knie. Die Ferse führt dabei die Bewegung an und strebt in Richtung Decke.

Bei dieser Alternative vergrößert sich etwas der Bewegungsradius des Hüftgelenks. Es werden weniger die hinteren Oberschenkelmuskeln, sondern mehr die Gesäßmuskeln trainiert.

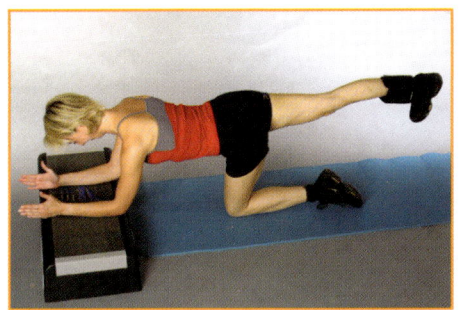

14b) Das Bein heben mit Gewichtsmanschette

Das Tragen einer Gewichtsmanschette am Fußgelenk erhöht den Widerstand und den Trainingseffekt. Die Belastung in Richtung Muskelkraft steigt. Die Übung kann mit gestrecktem oder mit gebeugtem Bein ausgeführt werden.

14c) Das Bein heben mit Xertube

Die Schlaufe des Xertubes wird um den Fuß des Spielbeins gewickelt, die Enden des Xertubes werden durch die Hände gehalten. Bei dieser Variante differiert die Bewegung des Spielbeins zu den anderen Alternativen der Grundübung: Das Knie wird bei stabiler Oberkörperhaltung unter den Bauch gezogen und anschließend nach hinten gestreckt.

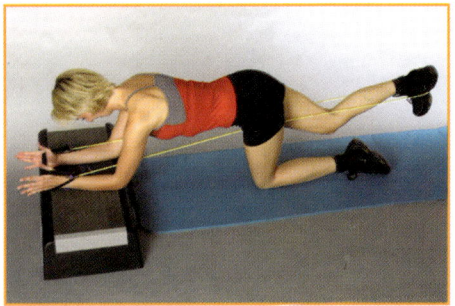

14d) Das Bein heben auf Instabiler Unterlage I

Werden die Unterarme oder die Hände auf einem Aero-Step® aufgesetzt, steigt der Schwierigkeitsgrad etwas durch die erhöhte Stabilisationsarbeit in Armen und Schultern.

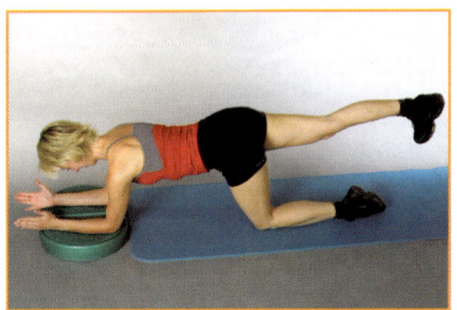

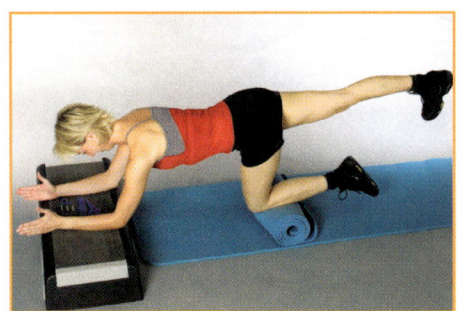

14e) Das Bein heben auf instabiler Unterlage II

Wird das Knie des Standbeins auf einer zusammengerollten Matte aufgesetzt, steigt der Schwierigkeitsgrad durch die erhöhte Stabilisationsarbeit. Damit die Unterstützungsfläche reduziert werden kann, wird der Fuß des Standbeins in der Luft gehalten.

14f) Das Bein heben mit Balanceeffekt I

Wird das linke Bein nach hinten gestreckt, so löst sich der rechte Arm vom Boden und wird entweder nur in der Luft gehal-

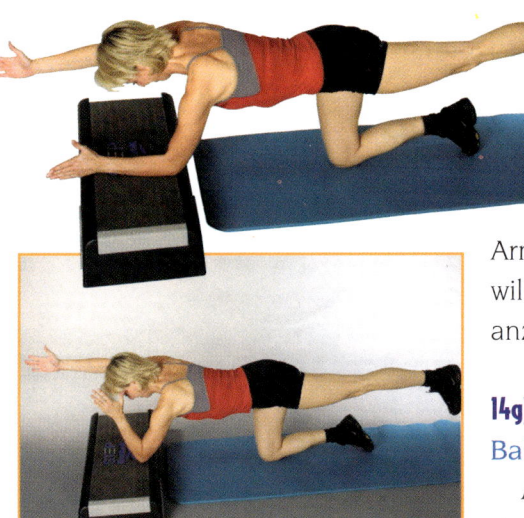

ten oder gleichzeitig mit dem Bein nach oben und nach unten geführt. Bei dieser Variante steigt die Beteiligung der Rücken- und Armmuskulatur, sodass sie als willkommene Ganzkörperübung anzusehen ist.

14g) Das Bein heben mit Balanceeffekt II

Als weitere Steigerung zur vorherigen Übung wird die Unterstützungsfläche des Standarms reduziert. Es wird also nur der Ellbogen auf dem Boden aufgesetzt. Eventuell kann bei dieser Variante eine statische Ausführung der Übung angebracht sein.

Tipp

Übungen zum Training der Beinrückseite im Vierfüßlerstand sind sehr variabel und können in vielen verschiedenen Intensitäten unterrichtet werden.

15 GLEICHSEITIGE ÜBUNG

Hauptsächlich beanspruchte Muskulatur:

Gesamte Rumpf-, Arm- und Beinmuskulatur

Bewertung der Übung:	Gering	Mittel	Hoch
Ausdauer		✘	
Kraftausdauer	✘		
Muskelkraft		✘	
Beweglichkeit		✘	
Koordination + Balance			✘
Ganzkörperstabilität			✘
Schwierigkeitsgrad		✘	

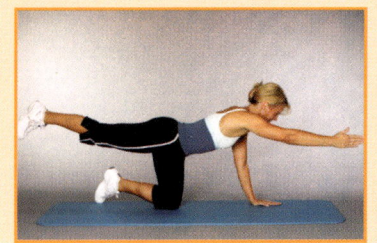

 # Beschreibung

Ausgangsposition:

Die Übung kann im Unterarmstütz auf einem Step oder im Handstütz auf dem Boden ausgeführt werden. Ausgangspunkt ist wieder der Vierfüßlerstand mit den eingangs dieses Kapitels beschriebenen, beachtenswerten Faktoren. Im Gegensatz zur vorherigen Übung wird bei dieser Übung das rechte Bein und der rechte Arm abgehoben und waagerecht zum Boden gehalten. Anzustreben ist eine möglichst stabile Haltung und eine gerade Rückenposition. Auf Grund der Schwerkraft darf das Körpergewicht leicht, aber nur so wenig wie möglich, auf die linke Seite verlagert werden.

Ablauf:

Der rechte Arm und das rechte Bein werden so gebeugt, dass sich Ellbogen und Knie unter dem Körper treffen (Diese Übung kennt man in gegengleicher Ausführung aus der Wirbelsäulengymnastik. Sie wird hier jedoch absichtlich abgewandelt dargestellt.). Der Standarm und das Standbein müssen eine verbesserte Stabilisationsarbeit leisten, je größer der Bewegungsradius gewählt wird. Die Wirbelsäule kann der Bewegung der Übung folgen und etwas mitbewegt werden.

Mögliche Fehler	Fehlerkorrektur
• Das Körpergewicht wird zu weit auf die linke Seite verlagert.	▶ Kein Ausruhen auf der einen Körperseite, sondern aktive Stabilisationsarbeit leisten und das Körpergewicht mehr nach rechts verlagern.
• Der Übende verliert das Gleichgewicht.	▶ Zum Bewegungslernen den Arm oder das Bein auf dem Boden absetzen lassen. Eventuell statisch trainieren.
• Der Übende klagt über Knieschmerzen im linken Standbein.	▶ Den Unterschenkel etwas mehr nach links drehen. Eine weichere Unterlage finden.
• Der Standarm wird durchgestreckt.	▶ Mehr Körperspannung einnehmen. Insbesondere Wert auf die Bauchmuskulatur legen. Beim Handstütz sollte auf eine leicht gebeugte, angespannte Haltung der Arme hingewiesen werden.

▶ Variationen

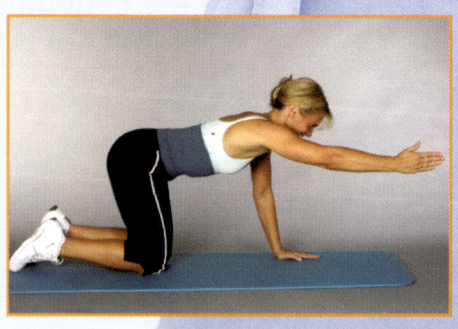

Leichtere Alternativen:

15a) Reduzierte gleichseitige Übung I

Die Übung und die Bewegungsvorstellung können besser geschult werden, wenn eine größere Unterstützungsfläche gewählt wird. In diesem Fall bleiben beide Knie am Boden. Nur der Arm vollführt die beschriebene Bewegung.

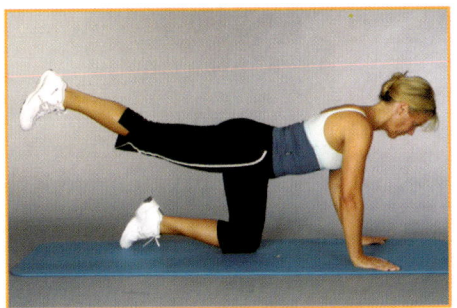

15b) Reduzierte gleichseitige Übung II

Bei dieser etwas schwieriger zu koordinierenden Variante bleiben beide Hände am Boden. Ausschließlich das Bein führt die beschriebene Bewegung aus.

Schwerere Alternativen:
15c) Gleichseitige Übung mit längerem Hebel I

Um die Intensität zu erhöhen, werden das Bein und der Arm gestreckt neben dem Körper zusammengeführt. Die Hand tippt an die Fußspitze. Anschließend wird der Körper wieder in die Streckung gebracht. Die Bewegung kann bei dieser Variante eng am Boden ausgeführt werden.

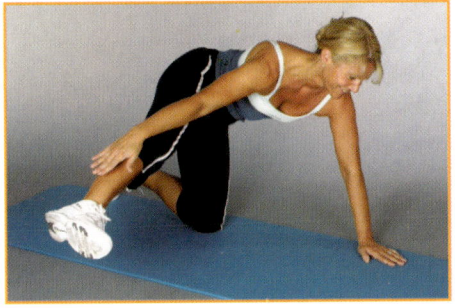

15d) Gleichseitige Übung mit längerem Hebel II

Wie bei der vorherigen Übung tippt die Hand an den Fuß. Der Arm und das Bein sollten dabei jedoch höher, am besten waagerecht zum Boden, geführt werden. Diese Übung stellt einen hohen Anspruch an die Koordination und Balance. Beansprucht werden insbesondere die am Hüftgelenk beteiligten Muskeln des Standbeins.

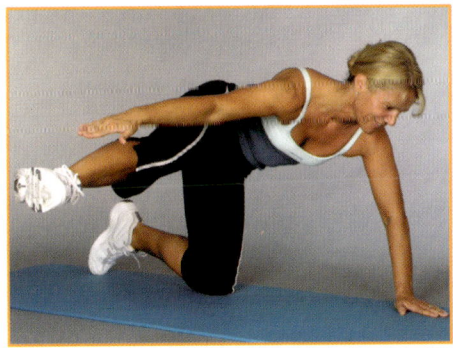

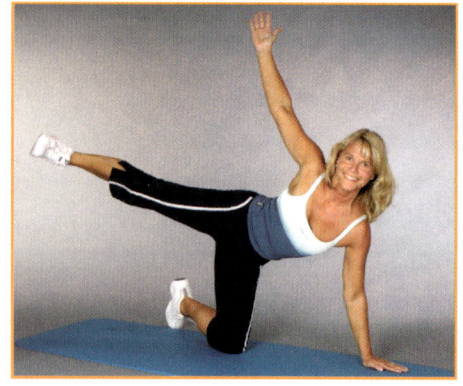

15e) Gleichseitige Übung mit aufgerichteter Haltung

Noch schwieriger wird es, wenn sich der Übende weiter aufrichtet, sodass die rechte Körperhälfte nach oben zeigt. Der Arm und das Bein bewegen sich nur senkrecht nach oben und nach unten, sodass die Hand zwar nicht mehr die Fuß-spitze erreichen kann, die Ganzkör-perspannung jedoch gefördert wird.

15f) Gleichseitige Übung auf dem Aero-Step®

Wird das Knie des Standbeins auf einer instabilen Unterlage auf-gesetzt, erhöht sich die Intensität der Übung noch mehr in Richtung Ganzkörperstabilisation. Im Übrigen lässt sich jede der oben beschriebenen Alternativen auf dem Aero-Step® unterrichten.

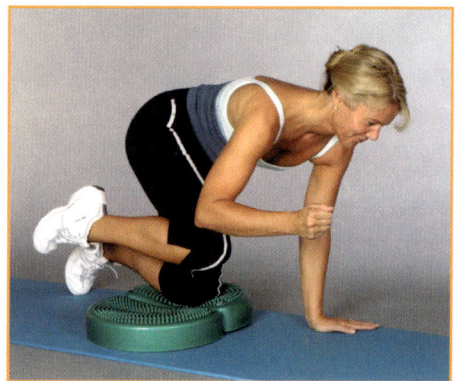

Tipp

Bei der gleichseitigen Übung wird die Wirbelsäule mehr beansprucht als bei der üblichen Übung mit gegengleicher Ausführung, weil hier auch Rota-tionskräfte auftreten. Da jedoch wenig Druck auf den Wirbeln liegt und die anatomische Form der Wirbelsäule so eine Bewegung erlaubt, kann man diese Übung unterrichten. Trotz allem ist es ratsam, darauf hinzuwei-sen, dass bei unange-nehmen Gefühlen oder Schmerzen im Bereich der Lendenwirbelsäule auf leichtere Varianten ausgewichen werden sollte.

16 STATISCHE STÜTZÜBUNG IM VIERFÜßLERSTAND

Hauptsächlich beanspruchte Muskulatur:

Gerade Bauchmuskulatur und die gesamte Rumpf-, Arm- und Beinmuskulatur

Bewertung der Übung:	Gering	Mittel	Hoch
Ausdauer	✘		
Kraftausdauer		✘	
Muskelkraft			✘
Beweglichkeit	✘		
Koordination+Balance		✘	
Ganzkörperstabilität			✘
Schwierigkeitsgrad		✘	

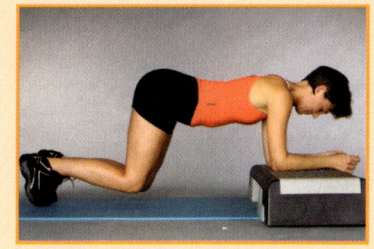

▶ Beschreibung

Ausgangsposition:

Der Vierfüßlerstand kann wahlweise mit den Händen, mit den Unterarmen am Boden oder mit den Unterarmen auf einem Step abgestützt werden. Jede dieser Varianten kann auch zur Entlastung der Handgelenke und der Schultern im Wechsel unterrichtet werden.

Die Fußspitzen werden auf dem Boden aufgesetzt.

Ablauf:

Diese Übung wird im Allgemeinen eher als statisches Training angeboten. Die Knie werden nur wenige Zentimeter vom Boden abgehoben, sodass sich nur noch die Fußspitzen und die Arme auf der Unterlage befinden.

Mögliche Fehler	Fehlerkorrektur
• Die Schultern werden zu den Ohren gezogen.	▶ „Die Schulterblätter ziehen zum Steißbein."
• Der Rücken und die Schulterblätter „hängen durch".	▶ Mehr Körperspannung einnehmen, insbesondere Wert auf die Bauchmuskulatur legen. Beim Handstütz sollte auf eine leicht gebeugte, angespannte Haltung der Arme hingewiesen werden.
• Die Füße rutschen nach hinten.	▶ Auf eine rutschfeste Unterlage achten oder die Bauch- und Hüftbeugemuskulatur vermehrt einsetzen, damit die Beine stabil bleiben.
• Die Atmung wird angehalten.	▶ Die Dauer der Übung reduzieren und auf eine gleichmäßige Atmung hinweisen.
• Der Übende bekommt einen roten Kopf.	▶ Die Unterstützungsfläche der Arme erhöhen, sodass der Kopf in einer Position über Herzhöhe gehalten werden kann.
• Die Lendenwirbelsäule weicht ins Hohlkreuz aus.	▶ Mehr Aufmerksamkeit auf die Bauchmuskulatur lenken. Die Knie weiter vom Boden entfernen.

▶ **Variationen**

Leichtere Alternativen:

16a) Kurze statische Stützübung im Vierfüßlerstand

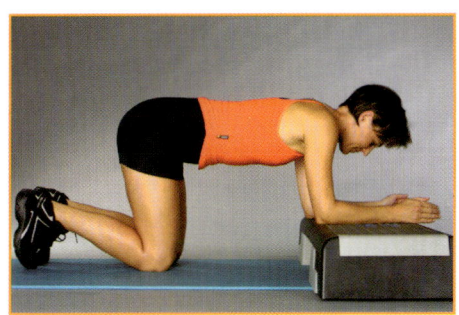

Die Belastung kann gesenkt werden, indem man die Zeitdauer verringert. Die Knie werden nur sehr kurz abgehoben und anschließend sofort auf dem Boden abgesetzt. Nach und nach kann die Dauer der statischen Halteleistung vergrößert werden.

16b) Höhere statische Stützübung im Vierfüßlerstand

Je weiter der Abstand der Knie vom Boden ist, desto einfacher wird die Halteleistung empfunden. Ganz besonders sollte hier auf eine gleichmäßige Atmung und die Gesichtsfarbe der Teilnehmer Wert gelegt werden.

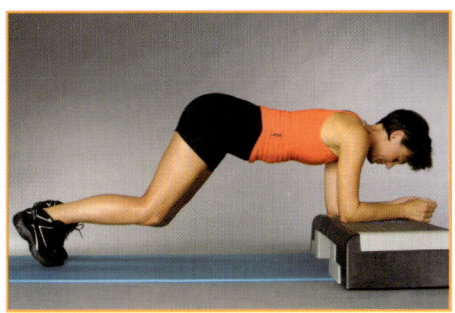

Schwerere Alternativen:

16c) Statische Stützübung im Vierfüßlerstand mit angehobenem Bein

Wird zusätzlich ein Bein vom Boden abgehoben, vergrößert sich die Intensität, da die Ganzkörperspannung steigt. Die Haltung des Oberkörpers und des Beckens bleibt stabil.

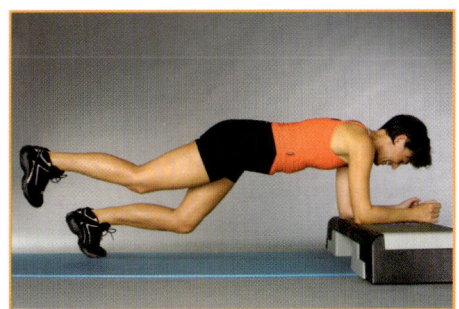

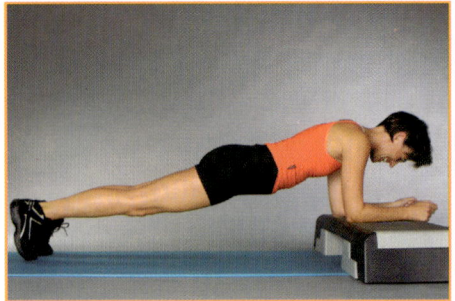

16d) Statische Stützübung im Vierfüßlerstand mit gestreckten Beinen

Je weiter sich die Füße von den
Händen entfernen, desto mehr
muss die Rumpfmuskulatur den
Körper stabilisieren.

16e) Statische Stützübung im Vierfüßlerstand mit
gestrecktem und angehobenem Bein

Zusätzlich zur vorheri-
gen Übung wird ein Bein
vom Boden abgehoben.
Diese Variante ist durch
die Schwierigkeit der
Rückenstabilisation nur
Fortgeschrittenen vorbe-
halten.

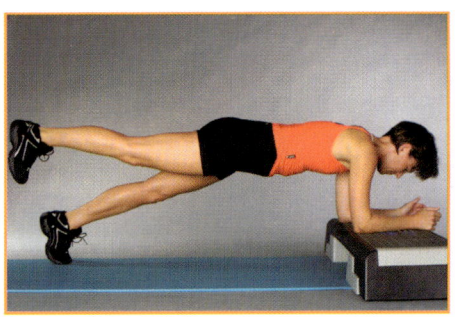

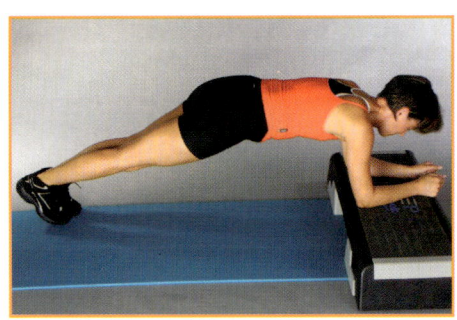

16f) Statische Stützübung im
Vierfüßlerstand mit Step Touch

Die gestreckten Beine marschieren auf der Stelle bzw. führen einen
Step Touch (seit-ran-Schritt) aus. Der
Oberkörper wird dabei so ruhig und
stabil wie möglich gehalten.

Tipp

Statische Übungen sollten zur besseren Durchblutung der
Muskulatur mit dynamischen Übungen abgewechselt werden.
Variationen und Vorschläge gibt es auf den nächsten Seiten.

17 DYNAMISCHE STÜTZÜBUNG IM VIERFÜßLERSTAND

Hauptsächlich beanspruchte Muskulatur:

Gerade Bauchmuskulatur und die gesamte Rumpf-, Arm- und Beinmuskulatur

Bewertung der Übung:	Gering	Mittel	Hoch
Ausdauer		✗	
Kraftausdauer		✗	
Muskelkraft			✗
Beweglichkeit		✗	
Koordination + Balance		✗	
Ganzkörperstabilität			✗
Schwierigkeitsgrad		✗	

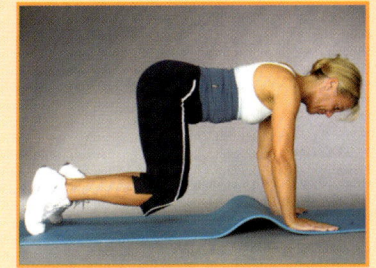

 Beschreibung

Ausgangsposition:

Für diese Übung ist es sinnvoll, den Vierfüßlerstand mit den Händen am Boden abzustützen. Auf eine leicht gebeugte Armhaltung muss dabei unbedingt geachtet werden. Die Hände und die Füße befinden sich auf einer beweglichen Matte, die auf dem Boden etwas rutscht. Wie bei der statischen Stützübung werden die Knie wenige Zentimeter vom Boden entfernt gehalten.

Ablauf:

Durch eine Gewichtsverlagerung auf die Arme und eine kräftige Bauchmuskulatur wird nun die Matte unter dem Körper gewölbt. Die Bewegung soll dabei schwungfrei sein und durch einen gleichmäßigen Zug der Muskeln ausgelöst werden. Die Knie behalten dabei ihren geringen Abstand zum Boden.

Lässt sich die Matte schlecht hin- und herbewegen, empfehle ich die Variationsmöglichkeiten mit den Tüchern auf S. 111/112.

Mögliche Fehler	Fehlerkorrektur
• Die Übung wird schwungvoll ausgeführt.	▶ Die Rutschunterlage wechseln. Auf gleichmäßige Bewegungsausführung achten und den Rhythmus vorgeben.
• Die Arme werden durchgestreckt.	▶ Auf eine stabile Schulter- und Armhaltung achten.
• Die Atmung wird angehalten.	▶ Unbedingt auf eine gleichmäßige Atmung hinweisen.
• Die Knie werden weit vom Boden abgehoben.	▶ Zum Bewegungslernen dürfen die Knie weiter vom Boden angehoben werden. Zur intensiveren Ausführung sollten später die Knie wieder gesenkt werden.
• Die Matte kann nicht gewölbt werden.	▶ Die Bewegungsvorstellung verbessern und mehr Kraft einsetzen. Eventuell auf eine andere Rutschunterlage, z. B. einen Slide oder zwei Tücher ausweichen.

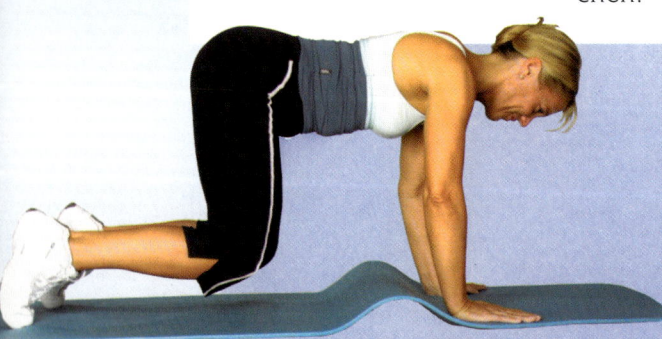

▶ Variationen

Leichtere Alternativen:

17a) Höhere dynamische Stützübung im Vierfüßlerstand

Je größer der Abstand der Knie
vom Boden ist, als desto einfacher
wird die Übung empfunden. Zur Förderung des Erfolgserlebnisses darf
die Übung zunächst etwas schwung-
voll ausgeführt werden. Je besser die
Bewegungsvorstellung geschult ist,
desto mehr wird aber eine kraftvolle
Ausführung angestrebt.

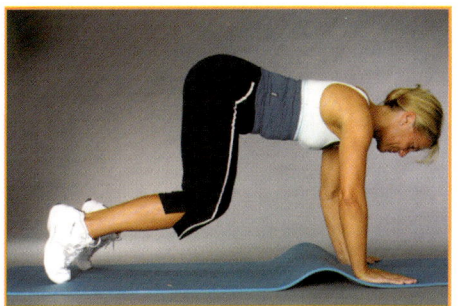

17b) Dynamische Stützübung
im Vierfüßlerstand mit
Tüchern I

Bei dieser Variante benötigt
man statt einer Matte zwei
Tücher. Sie befinden sich jeweils
unter einer Hand und werden
durch die Kraft der Arme, aber
auch durch die Bauchmuskulatur nach vorn geschoben und
wieder an den Körper angezogen. Die Knie bleiben während
der ganzen Übung am Boden.
Zur Intensivierung der Übung
üben die Arme beim Heranziehen Druck auf den Boden aus.

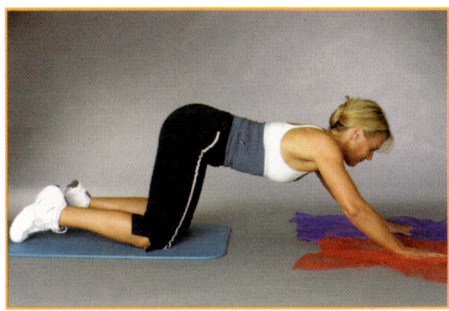

Schwerere Alternativen:

17c) Dynamische Stützübung im
Vierfüßlerstand mit Tüchern II

Bei dieser schwereren Variante benötigt man ebenfalls zwei Tücher, die sich
aber unter jeweils einem Fuß befinden.
Die Hände stützen auf dem Boden
ab und stabilisieren mithilfe der
angespannten Schulter- und
Rückenmuskulatur die Bewegung.

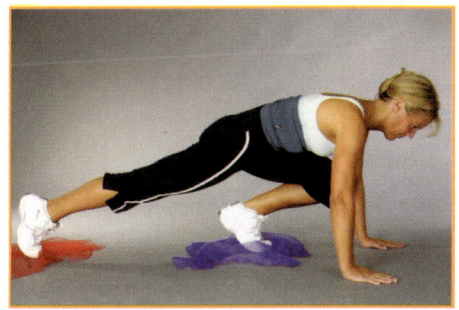

Die Beine werden nun im Wechsel nach hinten gestreckt, wobei unbedingt darauf zu achten ist, dass die Knie nur wenige Zentimeter vom Boden entfernt sind. Das angewinkelte Bein darf erst in der Endposition die Nähe des Bodens verlassen.

17d) Dynamische Stützübung im Vierfüßlerstand mit Tüchern III

Wie oben beschrieben, stehen auch hier die Füße auf den Tüchern. Bei dieser Variante werden die Beine allerdings gemeinsam nach hinten geschoben und wieder unter den Körper gebeugt. Je weiter die Beine nach hinten gestreckt werden, desto schwieriger ist diese Übung.

17e) Dynamische Stützübung im Vierfüßlerstand mit Tüchern IV

Wenn sich die Hände und die Füße auf den Tüchern befinden und Arm- und Beinübungen miteinander kombiniert werden, erhöht sich der Schwierigkeitsgrad erheblich. Eine zeitlich versetzte Ausführung wird meist einer gleichzeitigen Bewegung von Armen und Beinen vorgezogen.

Tipp

Wenn man den Teilnehmern öfter etwas Neues bieten möchte, liegt man beim Einsatz von Tüchern genau richtig. Sie haben einen hohen Aufforderungscharakter und bieten den Anfängern wie auch den Fortgeschrittenen eine große Herausforderung. Statt der dargestellten Jongliertücher können ebenfalls Papiertaschentücher, Geschirrtücher o. A. verwendet werden. Trainiert man auf Teppichboden, so eignen sich Klarsichtfolien.

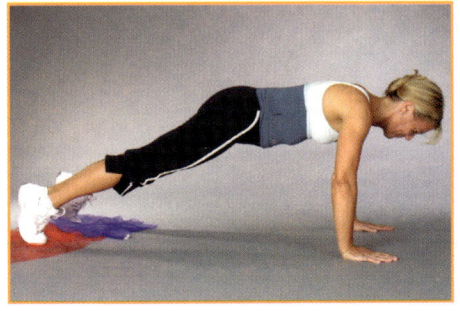

18 PARTNERÜBUNG

Hauptsächlich beanspruchte Muskulatur:

Gerade Bauchmuskulatur, die gesamte Rumpf-, Arm-, Bein- und Lachmuskulatur

Bewertung der Übung:			
	Gering	Mittel	Hoch
Ausdauer			✗
Kraftausdauer			✗
Muskelkraft			✗
Beweglichkeit	✗		
Koordination+Balance		✗	
Ganzkörperstabilität			✗
Schwierigkeitsgrad		✗	

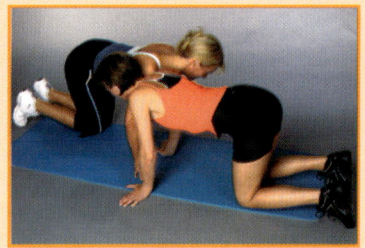

 # Beschreibung

Ausgangsposition:

Zwei etwa gleich starke Partner befinden sich im Vierfüßler-stand. Sie stehen sich leicht versetzt gegenüber, sodass sich die jeweils rechten Schultern auf einer Höhe befinden und sich berühren.

Ablauf:

Die Partner versuchen, sich nun gegenseitig nach hinten zu drücken. Beide sollten während der Rangelei trotzdem darauf achten, dass die Rückenhaltung beibehalten wird und die Arme ihre leicht gebeugte und angespannte Position einhalten.

Mögliche Fehler	Fehlerkorrektur
• Die Partner stellen sich auf die Füße.	▶ Zur Chancengleichheit sollten die Knie den Boden nicht verlassen.
• Die Übenden empfinden die Übung als unangenehm, da sie durch die vorherigen Übungen zu nass geschwitzt sind.	▶ Auf diese Übung verzichten und nur Einzelübungen unterrichten.
• Die Partner halten die Luft an.	▶ Auf gleichmäßige Atmung hinweisen.
• Ein Partner drückt den anderen unermüdlich nach hinten.	▶ Auf reduzierten Ehrgeiz hinweisen und das Ziel der Übung (Ganzkörpertraining für beide Partner) verdeutlichen.

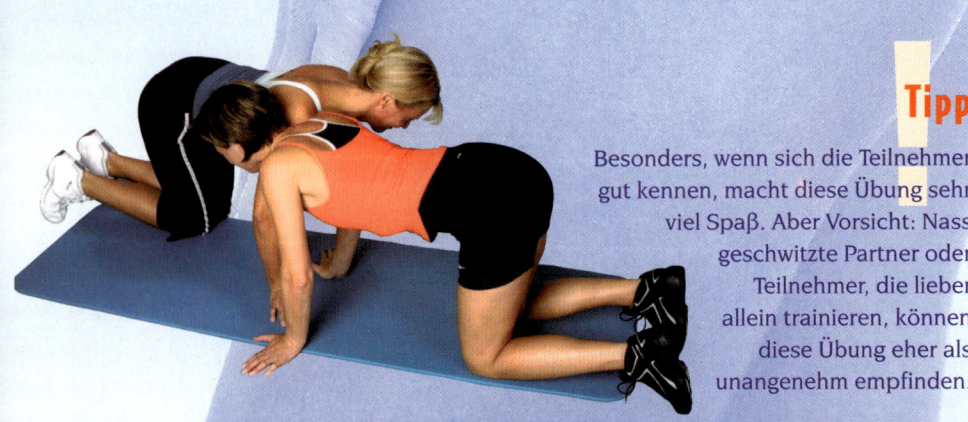

Tipp

Besonders, wenn sich die Teilnehmer gut kennen, macht diese Übung sehr viel Spaß. Aber Vorsicht: Nass geschwitzte Partner oder Teilnehmer, die lieber allein trainieren, können diese Übung eher als unangenehm empfinden.

▶ Variationen

Leichtere Alternative:

18a) Reduzierte Partnerübung

Diese Variante ist kontrollierter als die Grundübung und für den einzelnen Übenden eventuell effektiver. Der eine Partner hält den übenden Partner an beiden Schultern. Der Übende schiebt sich gegen den Widerstand der Hände nach vorn. Der Haltende gibt so viel bzw. so wenig Druck wie möglich.

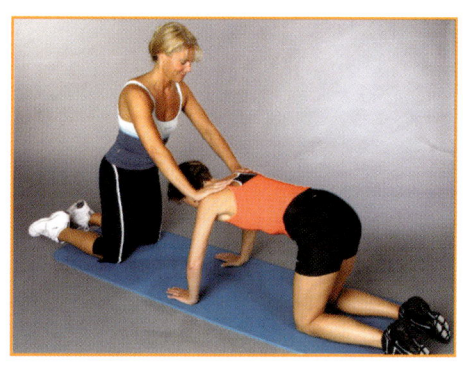

Schwerere Alternativen:

18b) Stabilisierte Partnerübung

Um den Schwierigkeitsgrad zu erhöhen, sollten die Übenden die Knie wenige Zentimeter vom Boden lösen und diesen Abstand während der gesamten Übung beibehalten.

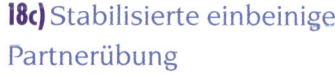

18c) Stabilisierte einbeinige Partnerübung

Wird zusätzlich zur oben beschriebenen Übung ein Bein vom Boden gelöst, erhöht sich der Spaßfaktor und der Schwierigkeitsgrad.

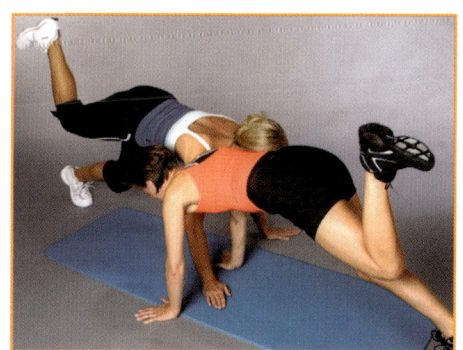

4.5 Übungen in der Seitlage

Die meisten Übungen, die auf der Seite liegend ausgeführt werden, gehören zu den klassischen Bauch-Beine-Po-Übungen.

Gerade Laien verbinden z. B. Beinhebeübungen mit dieser Art der Problemzonengymnastik. Denn schon Jane FONDA hat vor ca. 20 Jahren solche Übungen propagiert.

Da gerade in letzter Zeit jedoch das neuromuskuläre Training bei Trainern und in Fortbildungen hoch im Kurs steht und in der Sensomotorik viel geforscht wird, weiß man, dass die meisten dieser Übungen effektiver sind, wenn man sie im Stand ausführt. Gerade bei Beinhebeübungen im Liegen sollte diese Tatsache überdacht werden.

Andererseits gilt im Unterricht das methodische Prinzip vom Bekannten zum Unbekannten. Insbesondere in Anfängerstunden können deshalb Beinhebeübungen in Seitlage einen hohen Wiedererkennungswert haben.

Die optimale, aktive Haltung in der Seitlage

Wenn in der Seitlage die Beine leicht angewinkelt werden, kann sich der Körper besser stabilisieren. Eine bequeme Lage und eine natürliche Haltung der Wirbelsäule wird dadurch gefördert.

Der Kopf wird so gehalten, dass der Nacken der übrigen Linie der Wirbelsäule folgt. Das Kinn wird, wie in den anderen beschriebenen Körperpositionen, etwas herangezogen. Der obere Arm kann, solange der Rücken gerade bleibt, vor dem Körper abstützen oder in die Taille gestützt werden.

Seitlage mit abgestütztem Kopf

In dieser Haltung wird der Kopf in die untere Hand gestützt.

Vorteil: Durch eine etwas größere Körperspannung bleibt die Aufmerksamkeit der Teilnehmer erhalten.

Nachteil: Einige Teilnehmer sprechen von einem unangenehmen Gefühl in der Halswirbelsäule.

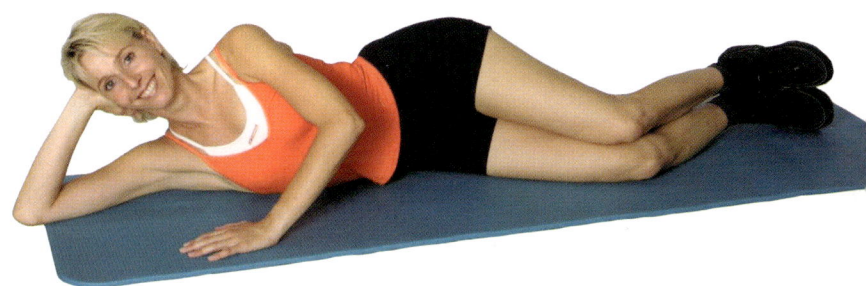

Seitlage mit abgelegtem Kopf

Der untere Arm wird gestreckt unter den Kopf gelegt. Die Handfläche zeigt wegen der günstigeren Schulterposition nach oben. Der Kopf liegt locker auf dem Arm.

Vorteil: Für die Halswirbelsäule ist diese Haltung funktioneller.

Nachteil: Die gesamte Körperspannung lässt nach und die Teilnehmer werden müde.

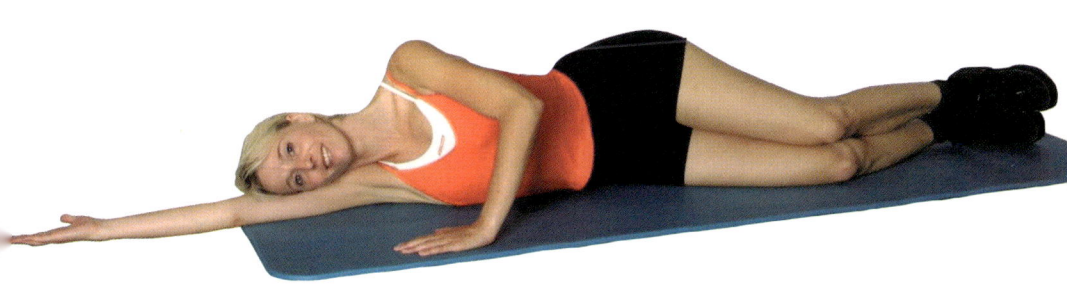

19 „DER KLASSIKER"

Hauptsächlich beanspruchte Muskulatur:

Schenkelabspreizer (M. tensor fasciae latae,
M. glutaeus minimus, M. glutaeus medius)

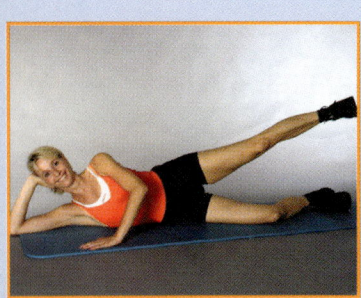

Bewertung der Übung:			
	Gering	Mittel	Hoch
Ausdauer		✗	
Kraftausdauer			✗
Muskelkraft		✗	
Beweglichkeit		✗	
Koordination+Balance	✗		
Ganzkörperstabilität		✗	
Schwierigkeitsgrad	✗		

► Beschreibung

Ausgangsposition:

In der Seitlage kann der Kopf in die Hand gestützt oder abgelegt werden. Der obere Arm darf mit der Hand vor dem Körper abstützen. Das untere Bein liegt leicht gebeugt auf dem Boden, während das andere Bein etwas angehoben wird. Auch dieses ist etwas gebeugt. Die Fußspitze zeigt nach vorn.

Ablauf:

Das leicht gebeugte obere Bein wird gegen die Schwerkraft nach oben angehoben und wieder gesenkt. Ganz abgelegt wird es jedoch nicht.

Es ist darauf zu achten, dass die Fußspitze des oberen Beins während der gesamten Übung nach vorn zeigt.

Der Oberkörper bewegt sich nicht und wird durch eine angespannte Rumpfmuskulatur und den abstützenden Arm stabilisiert.

Mögliche Fehler	Fehlerkorrektur
• Das Bein wird so gedreht, dass die Fußspitze nach oben zeigt.	▶ Die Höhe reduzieren. Das Bein darf nur so weit angehoben werden, dass die Fußspitze immer nach vorn zeigen kann.
• Das Bein wird nach vorn oben gehoben.	▶ Eine senkrechte Bewegungsrichtung beschreiben. Das Bein zunächst nicht so hoch heben und die Rumpfmuskulatur mehr anspannen.
• Der Oberkörper bewegt sich entsprechend der Beinbewegung mit.	▶ Den Bewegungsradius des Beins zunächst verringern und mehr Aufmerksamkeit auf die Anspannung des Oberkörpers lenken.
• Das Bein wird schwungvoll nach oben gebracht und ganz abgelegt.	▶ Auf gleichmäßige Bewegungsausführung achten und den Rhythmus vorgeben. Das Tempo so wählen, dass das Bein nicht abgelegt werden kann. An die Körperspannung appellieren.
• Die Teilnehmer haben ein gelangweiltes Gesicht.	▶ Öfters die Dynamik der Bewegung ändern und Geschichten oder Witze erzählen.

▶ Variationen

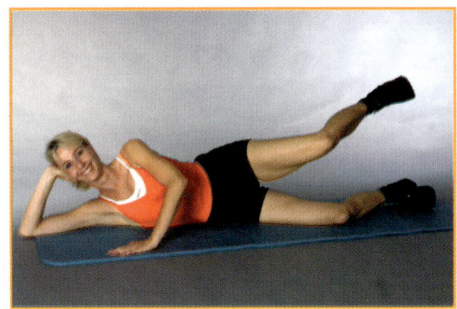

Leichtere Alternative:
19a) „Der Klassiker" mit angewinkeltem Bein

Durch eine verstärkte Beugung des oberen Beins lässt sich der Hebel verringern und die Übung geringfügig vereinfachen.

Schwerere Alternativen:
19b) „Der Klassiker" mit Gewichtsmanschette

Das Tragen einer Gewichtsmanschette am Fußgelenk oder am Oberschenkel erhöht den Trainingseffekt und den Widerstand gegen die Schwerkraft. Die Belastung in Richtung Muskelkraft steigt.

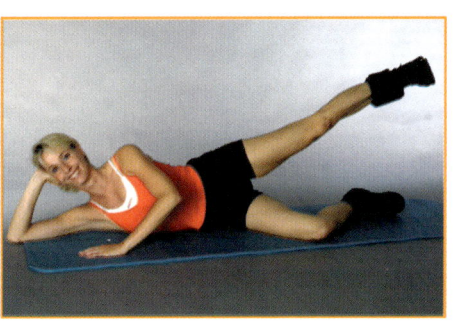

19c) „Der Klassiker" mit vorgeneigtem Oberkörper

Wird der Oberkörper mehr nach vorn geneigt, sodass der abstützende Arm mehr Gewicht tragen muss, kann das obere Bein etwas weiter nach hinten oben angehoben werden. Die Fußspitze sollte mehr in Richtung Boden zeigen. Die muskuläre Belastung verlagert sich bei dieser Variante eher auf die Gesäßmuskulatur.

19d) „Der Klassiker" mit einem geknoteten Theraband

Das geknotete Theraband wird um beide Knie oder Oberschenkel geschlungen. Gegen den Widerstand des Bandes wird das obere Bein angehoben. Zur Intensivierung der Trainingsbelastung kann das Theraband oder ein Xercuff um die Fußgelenke geschlungen werden. Dadurch erhöht sich allerdings die Zugbelastung auf der Außenseite der Knie.

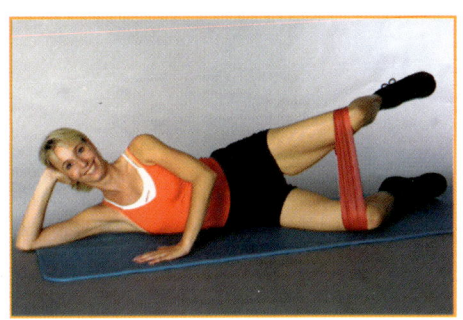

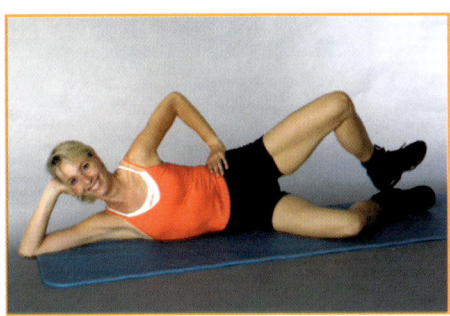

Die Rumpfmuskulatur sollte unbedingt angespannt und stabilisiert werden. Die muskuläre Belastung verlagert sich vermehrt auf die tiefen Außenrotatoren des Hüftgelenks.

19e) „Der Klassiker" mit Hüftgelenkrotation

Bei dieser Variante werden beide Beine im Kniegelenk etwa 90° gebeugt. In der Ausgangsstellung berühren sich beide Fersen, während das Knie des oberen Beins nach oben zeigt. Nun wird das obere Bein im Hüftgelenk nach innen rotiert, sodass sich beide Knie berühren und die Ferse nach oben zeigt.

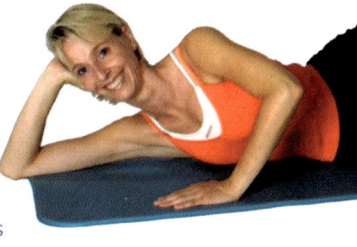

Tipp

Diese Übungen werden meist mit Bauch-Beine-Po-Stunden verbunden. Sie gehören zu den Klassikern und dürfen gern eingebaut werden, wenn die methodische Vorgehensweise „vom Bekannten zum Unbekannten" lautet. Es muss aber bedacht werden, dass die Seithebeübungen im Stand auf Grund ihrer vermehrten muskulären und sensomotorischen Ansprechbarkeit effektiver sind.

20 SCHWEBEÜBUNG

Hauptsächlich beanspruchte Muskulatur:
Schräge Bauchmuskulatur und übrige Rumpf-,
Arm- und Beinmuskulatur

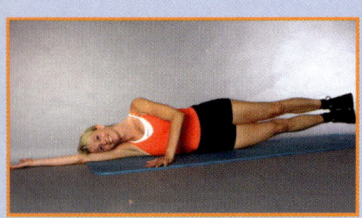

Bewertung der Übung:	Gering	Mittel	Hoch
Ausdauer	✘		
Kraftausdauer		✘	
Muskelkraft			✘
Beweglichkeit		✘	
Koordination+Balance			✘
Ganzkörperstabilität			✘
Schwierigkeitsgrad			✘

▶ **Beschreibung**

Ausgangsposition:

Bei dieser Übung ist es empfehlenswert, dass der Kopf auf dem unteren Arm abgelegt wird. Die Beine sind gestreckt und liegen in Verlängerung zum Oberkörper am Boden. Der obere Arm wird vor dem Körper abgestützt.

Ablauf:

Beide Beine werden zunächst wenige Zentimeter vom Boden angehoben und hier gehalten. Kann der Übende die Balance halten, werden die Beine dynamisch nach oben und nach unten bewegt.

Dabei ist darauf zu achten, dass eine senkrechte Bewegungsrichtung ausgeführt wird und der übrige Körper stabil am Boden bleibt.

Mögliche Fehler	Fehlerkorrektur
• Die Beine werden schwunghaft nach oben gebracht.	▶ Auf eine gleichmäßige Bewegungsausführung achten und den Bewegungsradius zunächst verringern.
• Der Körper knickt in der Hüfte ab, sodass die Beine mehr nach vorn oben gehoben werden.	▶ Zur Förderung der Bewegungsvorstellung die Übung zunächst nur mit dem oberen Bein ausführen und das zweite Bein später hinzunehmen.
• Der Übende spürt einen Druckschmerz auf dem unteren Oberschenkelknochen.	▶ Das Körpergewicht ein wenig mehr nach vorn oder hinten verlagern oder eine weichere Unterlage wählen.

▶ Variationen

Leichtere Alternative:

20a) Schwebeübung auf einem Step

Der Übende liegt in Seitlage auf einem Step. Während die Knie und die Unterschenkel den Step nicht mehr berühren, sollte der Oberkörper bequem abgelegt werden können. Je nach Trainingsniveau können die Beine weit angehoben oder parallel zum Boden gehalten werden.

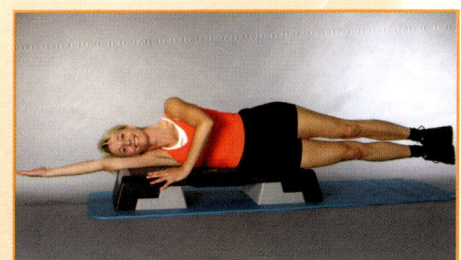

Schwerere Alternativen:
20b) Schwebeübung mit verringerter Unterstützung I

Bei dieser schwereren Variante wird der obere Arm nicht mehr abstützend eingesetzt, sondern an der Hüfte eingestützt. Die fehlende Stabilisationshilfe muss durch vermehrte Körperspannung ausgeglichen werden.

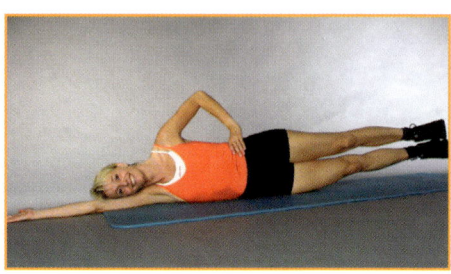

20c) Schwebeübung mit verringerter Unterstützung II

Der obere Arm darf bei dieser Übung wieder als Stabilisationshilfe eingesetzt werden. Der untere Arm wird allerdings von Boden angehoben. Die Schulter bleibt jedoch am Boden. Es sollte darauf geachtet werden, dass der Körper gerade bleibt und die Beine, wie auch der untere Arm, senkrecht nach oben bewegt werden.

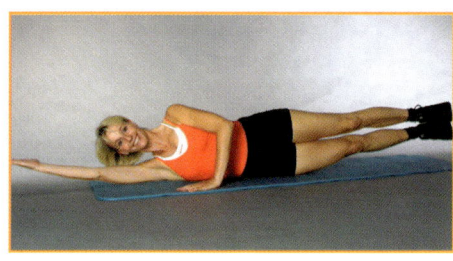

20d) Schwebeübung mit verringerter Unterstützung III

Die größte Herausforderung dieser Übung besteht im gleichzeitigen Anheben des gesamten Oberkörpers und der Beine. Der obere Arm muss zur Unterstützung vor dem Körper aufsetzen und große Haltearbeit leisten.

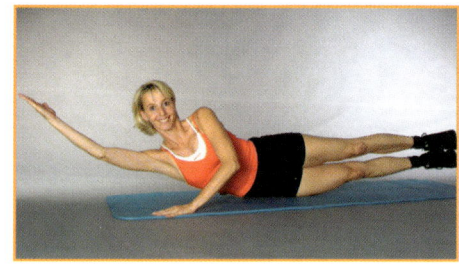

20e) Schwebeübung auf instabiler Unterlage

Liegt das Becken auf einem Aero-Step®, steigt der Schwierigkeitsgrad durch erhöhte Stabilisationsarbeit der Rumpfmuskulatur. Alle Varianten dieser Grundübung dürfen selbstverständlich auch auf dieser instabilen Unterlage ausprobiert und unterrichtet werden.

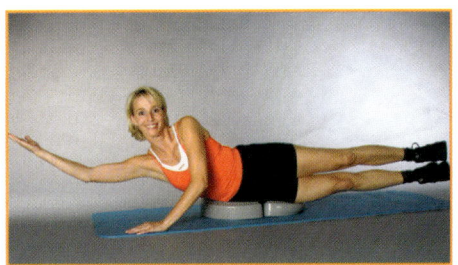

Tipp

Je schwieriger die Varianten sind, desto eher sollte auf eine statische Arbeitsweise zurückgegriffen werden.

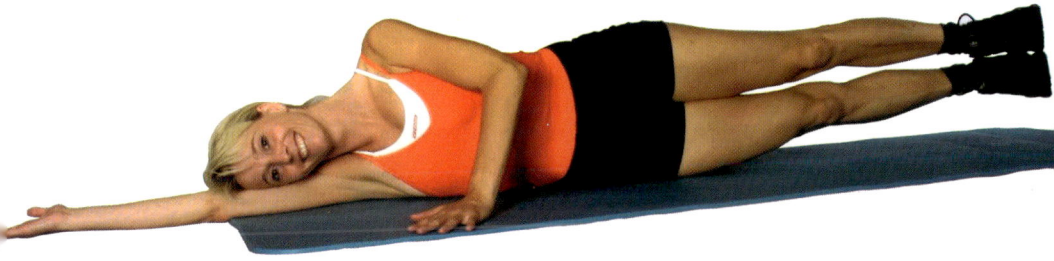

21 „DER KLASSIKER TEIL 2"

Hauptsächlich beanspruchte Muskulatur:

Innere Oberschenkelmuskulatur (Schenkelanzieher),
M. pectineus, M. adductor longus, M. gracilis, M. adductor
brevis, M. adductor magnus

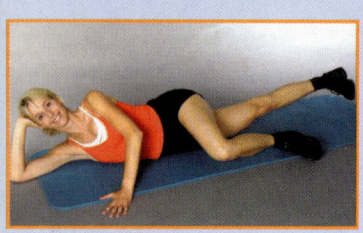

Bewertung der Übung:			
	Gering	Mittel	Hoch
Ausdauer	✗		
Kraftausdauer			✗
Muskelkraft		✗	
Beweglichkeit	✗		
Koordination+Balance	✗		
Ganzkörperstabilität	✗		
Schwierigkeitsgrad	✗		

▶ Beschreibung

Ausgangsposition:

In der Seitlage kann der Kopf in die Hand gestützt oder abgelegt werden. Der obere Arm kann mit der Hand vor dem Körper abstützen. Das obere Bein liegt vor dem unteren Bein.

Zur Vermeidung einer Rotation in der Lendenwirbelsäule ist es zu empfehlen, nur den Fuß auf dem Boden abzulegen, das Knie jedoch anzuheben. Das untere Bein liegt gestreckt in Verlängerung zum Oberkörper am Boden. Die Fußspitze zeigt nach vorn.

Ablauf:

Das untere Bein wird vom Boden abgehoben und senkrecht nach oben und unten bewegt. Dabei sollte das Bein während der Übung nie ganz abgelegt werden. Der Oberkörper und das obere Bein bleiben fixiert.

Mögliche Fehler	Fehlerkorrektur
• Das untere Bein wird schwunghaft nach oben gebracht.	▶ Auf eine gleichmäßige Bewegungsausführung achten und den Bewegungsrhythmus vorgeben.
• Der Bewegungsradius ist zu gering.	▶ „Es muss mindestens Nachbars Dackel unter dem Bein hindurchlaufen können."
• Wenig Anspannung im Oberkörper.	▶ Den Oberkörper etwas höher halten und auf eine angespannte Rumpfmuskulatur hinweisen.
• Die Fußspitze zeigt nach oben.	▶ Wird das Drehen der Fußspitze durch eine Rotation im Hüftgelenk bedingt, ist dagegen nichts einzuwenden, ansonsten sollte darauf geachtet werden, dass die Fußaußenkante parallel zum Boden gehalten wird.

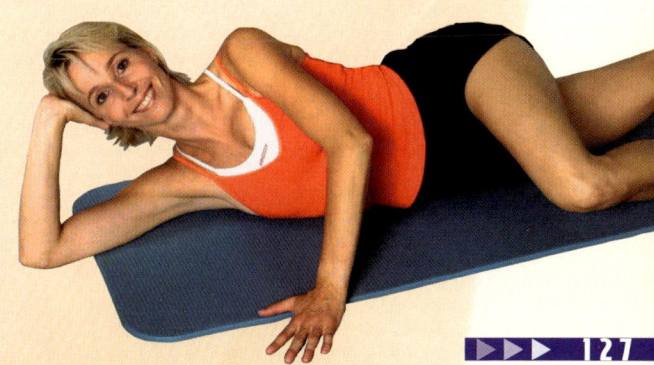

► **Variationen**

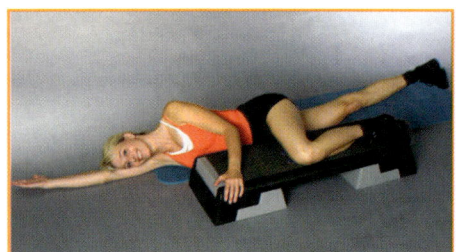

Leichtere Alternative:

21a) „Der Klassiker Teil 2" mit einem Step

Die Bewegung des unteren Beins gleicht der oben beschriebenen Übung. Das oberen Bein wird jedoch mit dem Unterschenkel und mit dem Knie bequem auf einem Step abgelegt.

Schwerere Alternativen:

21b) „Der Klassiker Teil 2" mit Gewichtsmanschette

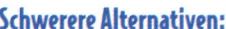

Das Tragen einer Gewichtsmanschette am Fußgelenk erhöht den Widerstand und den Trainingseffekt. Die Belastung in Richtung Muskelkraft steigt.

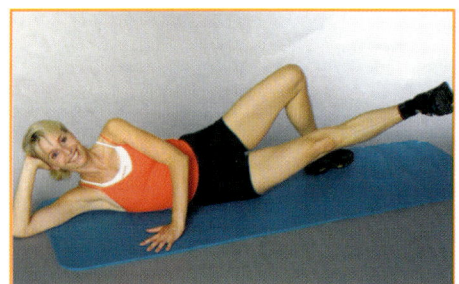

21c) „Der andere Klassiker Teil 2"

Bei dieser etwas schwierigeren Variante wird das obere Bein mit dem Fuß hinter dem unteren Bein abgesetzt. Das Knie zeigt dabei nach oben. Diese veränderte Beinposition bewirkt, dass das Körpergewicht etwas mehr nach hinten verlagert werden muss. Das untere Bein wird am aufgestellten Bein entlang nach oben und unten bewegt, wobei vermehrt darauf geachtet werden sollte, dass die Fußspitze während der gesamten Übung nach vorn zeigt.

Tipp

Da im Gegensatz zu den Abduktoren den Adduktoren im Allgemeinen weniger Beachtung geschenkt wird, sollte man zumindest eine Übung für die „Schenkelanzieher" in jeden Unterricht einfließen lassen.

22 SEITSTÜTZ

Hauptsächlich beanspruchte Muskulatur:

Die gesamte Rumpf-, Arm- und Beinmuskulatur

Bewertung der Übung:

	Gering	Mittel	Hoch
Ausdauer		✗	
Kraftausdauer			✗
Muskelkraft			✗
Beweglichkeit	✗		
Koordination + Balance		✗	
Ganzkörperstabilität			✗
Schwierigkeitsgrad		✗	

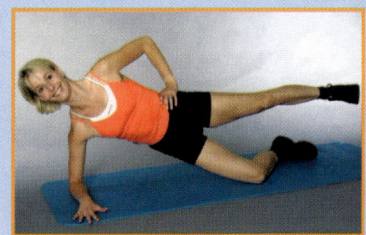

 # Beschreibung

Ausgangsposition:

In der Seitlage wird der untere Arm mit dem Unterarm aufgesetzt, wobei sich der Ellbogen senkrecht unter dem Schultergelenk befindet. Die Schulter und der obere Rücken sind unter Anspannung. Der obere Arm wird in der Taille eingestützt. Das untere Bein liegt angewinkelt am Boden. Das obere Bein wird gestreckt gehalten, berührt aber mit der Fußinnenkante den Boden. Der Kopf, der Oberkörper und das obere Bein befinden sich in einer Linie.

Ablauf:

Das Becken wird in der Form angehoben, dass nur noch der abstützende Unterarm und der untere Unterschenkel Bodenkontakt haben. Die Bewegungsrichtung des Beckens ist senkrecht nach oben und unten. Je nach Trainingszustand kann diese Übung dynamisch durchgeführt oder statisch gehalten werden.

Mögliche Fehler	Fehlerkorrektur
• Der Übende verspürt eine Verspannung im Nacken.	▶ Die Kopfhaltung ändern. Mehr Anspannung in den oberen Rücken geben, wobei die Schulterblätter in Richtung Steißbein gezogen werden sollten.
• Der Übunde verspürt Knieschmerzen im unteren Bein.	▶ Das Körpergewicht mehr auf den Arm verlagern und damit das Knie entlasten.
• Der Übende sinkt in die Schulter hinein und legt das Ohr auf die Schulter.	▶ „Man sollte so tun, als läge man am Strand und möchte schauen, wer am Wasser entlanggeht." Den Nacken strecken.
• Der Oberkörper wird nach vorn geneigt.	▶ Eine leichte Vorneigung darf erlaubt werden.

► Variationen

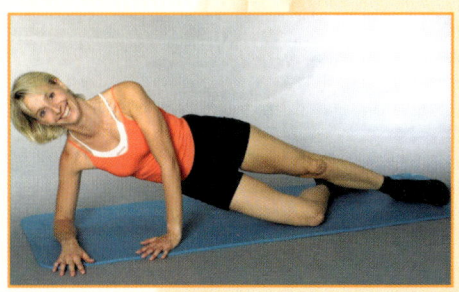

Leichtere Alternativen:

22a) Abgestützter Seitstütz

Der obere Arm darf als Hilfe vor dem Oberkörper aufgesetzt werden und das Hochdrücken des Beckens unterstützen. Die dabei meist auftretende leichte Vorneigung des Oberkörpers kann toleriert werden.

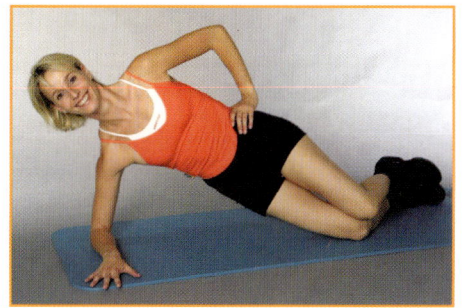

22b) Seitstütz auf beiden Knien

Durch ein starkes Anwinkeln beider Beine reduziert sich etwas die Halteleistung des Rumpfs. Meistens wird die Bewegung in dieser Position als einfacher empfunden.

Schwerere Alternativen:

22c) Seitstütz auf beiden Füßen I

Bei dieser Variante werden beide Beine gestreckt. Das obere Bein wird in der Nähe des anderen mit der Innenkante auf dem Boden aufgesetzt. Die Übung kann statisch oder dynamisch ausgeführt werden.

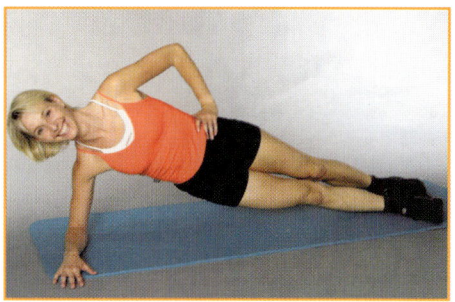

22d) Seitstütz auf beiden Füßen II

Werden die Beine parallel übereinander gelegt, erhöht sich der Schwierigkeitsgrad zur vorherigen Übung nochmals ein wenig.

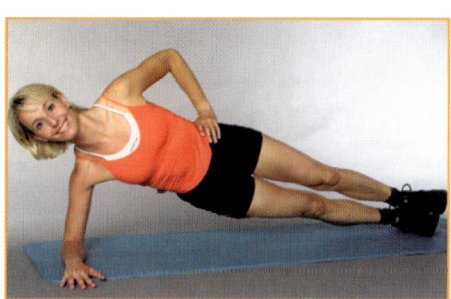

22e) Seitstütz auf einem Fuß

Eine noch größere Halteleistung muss erbracht werden, wenn das obere Bein zusammen mit dem Becken angehoben und in der Luft stabil gehalten wird.

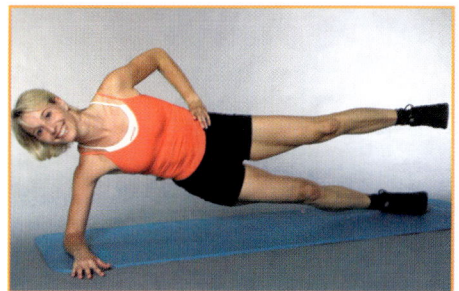

22f) Seitstütz auf dem Aero-Step®

Befindet sich der Fuß oder wahlweise der Unterarm auf dieser instabilen Unterlage, erhöht sich der Trainingseffekt der Ganzkörperstabilisation noch weiter.

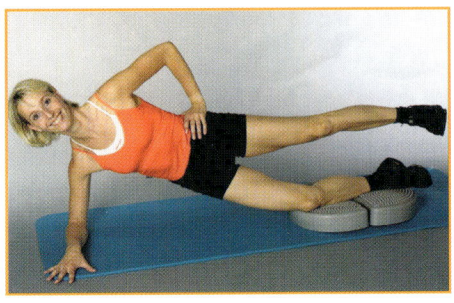

22g) Seitstütz auf einer Hand

Bei dieser Variante wird statt des Unterarms lediglich die Hand abgesetzt. Die Beinhaltung kann variieren. Das Becken wird, wie beschrieben, vom Boden abgehoben, wobei darauf geachtet werden sollte, dass der Rücken stabil bleibt und das Körpergewicht nicht nach vorn verlagert wird.

Tipp

Diese effektive Übung eignet sich in ihren Variationen sowohl für Anfänger als auch für Fortgeschrittene. Bei Übergewicht wird sie jedoch oft als zu schwer und als unangenehm empfunden.

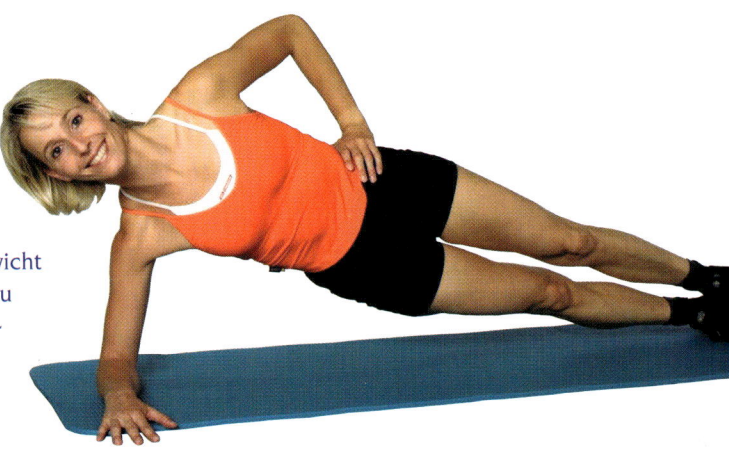

4.6 Übungen in der Rückenlage

Zu den bekannten Übungen in Rückenlage gehören diejenigen, die den Bauch trainieren. Tatsächlich kann die Bauchmuskulatur so am besten angesprochen werden. Ob dabei die Lendenwirbelsäule unbedingt am Boden gehalten werden muss, ist nach neueren Erkenntnissen umstritten. In erster Linie hängt die Rückenhaltung stark von der Beinposition ab. Je näher die Füße an den Körper gestellt werden, desto einfacher kann die Lendenwirbelsäule auf den Boden gedrückt werden. Je weiter die Beine gestreckt werden, desto unfunktioneller wird diese Haltung. Gerade aus krankengymnastischer Sicht wird laut, dass eine natürliche S-Form der Wirbelsäule eingehalten werden sollte. Darüber hinaus darf das subjektive Empfinden für eine günstige Rückenposition nicht außer Acht gelassen werden. Vielleicht sollte bezüglich der Rückenhaltung nach dem Gefühl eines jeden Teilnehmers entschieden werden.

Die optimale, aktive Haltung in Rückenlage

Eine angenehme und entlastende Rückenlage stellt diejenige mit aufgestellten Beinen dar. Die Füße stehen dabei etwa hüftbreit auseinander. Die Schultern liegen entspannt am Boden. Die leicht nach außen rotierten Arme werden neben dem Körper positioniert. Dabei sollten die Handflächen nach oben zeigen. Um einer unfunktionellen Haltung der Halswirbelsäule vorzubeugen, wird das Kinn leicht zum Kehlkopf gezogen. Der Nacken streckt sich folglich etwas. Bei Teilnehmern mit Rundrücken oder größerer Unbeweglichkeit der Halswirbelsäule empfiehlt es sich, die Kopfhaltung durch eine Unterlage, beispielsweise durch ein Relax Nex® (siehe Kap. 3.3 „Zusatzgeräte"), zu erhöhen.

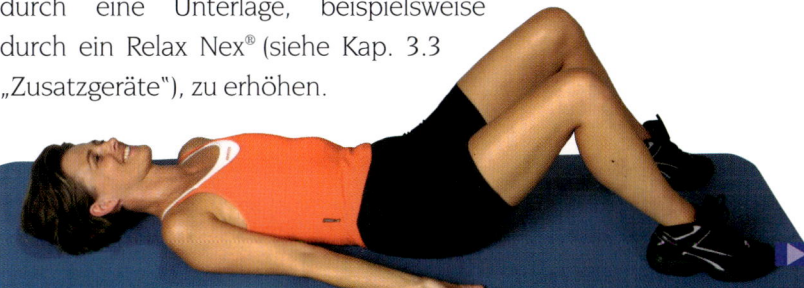

23 DAS BECKEN HEBEN

Hauptsächlich beanspruchte Muskulatur:
Hintere Oberschenkel- und Gesäßmuskulatur,
Mm. ischiocrurale, M. glutaeus maximus

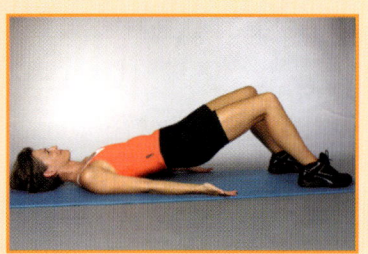

Bewertung der Übung:	Gering	Mittel	Hoch
Ausdauer	✘		
Kraftausdauer			✘
Muskelkraft		✘	
Beweglichkeit	✘		
Koordination+Balance	✘		
Ganzkörperstabilität		✘	
Schwierigkeitsgrad		✘	

▶ Beschreibung

Ausgangsposition:

In Rückenlage werden die Beine angestellt, sodass nur die Füße am Boden aufgesetzt werden und die Beine etwa einen 90°-Winkel einhalten. Wahlweise können die Fußspitzen angehoben werden.

Die Arme liegen zur besseren Stabilisation am Boden neben dem Oberkörper.

Ablauf:

Das Becken wird so angehoben, dass die Hüfte gestreckt wird. In der Abwärtsbewegung wird das Gesäß nicht ganz auf den Boden abgesenkt. Während der gesamten Übung üben die Arme einen leichten Druck auf den Boden aus. Die Bauchmuskulatur bleibt angespannt.

Die Knie zeigen in jeder Position in Richtung Fußspitzen.

Mögliche Fehler	Fehlerkorrektur
• Der Übende fällt ins Hohlkreuz.	▶ Den Bewegungsradius reduzieren und die Bauchmuskulatur mehr einsetzen.
• Die Knie berühren sich.	▶ Die Knie sollten immer in Richtung Fußspitzen zeigen. Die Füße etwas näher aneinander stellen.
• Die Übung wird im Nacken als unangenehm empfunden.	▶ Eine weichere Unterlage für den Kopf finden und den Bewegungsradius verkleinern.

▶ Variationen

Leichtere Alternativen:

23a) Das Becken heben mit geringerem Bewegungsradius

Wird das Bewegungsausmaß verringert, indem man die Hüfte nicht ganz bis zur Streckung bringt, senkt sich die Intensität.

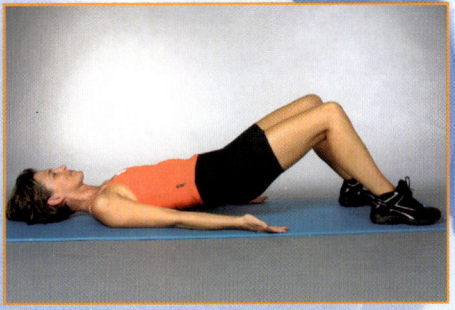

23b) Das Becken heben mit einem Step

Liegt der Oberkörper etwas erhöht, wird die Übung als einfacher empfunden. Die Schulterblätter sollten ganz auf dem Step aufliegen, während die Lendenwirbelsäule frei gehalten wird.

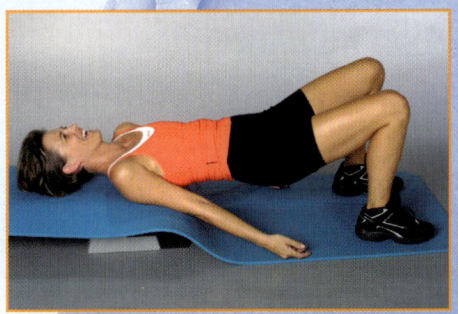

Es ist günstiger, die Bewegung mit gestreckter Hüfte zu beginnen und das Becken in der ersten Bewegung etwas abzusenken. Eventuell kann man den Rücken mit einer Matte abpolstern.

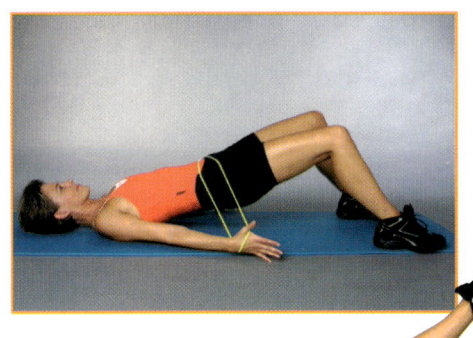

Schwerere Alternativen:

23c) Das Becken heben mit einem Xertube

Möchte man die Widerstandsbelastung erhöhen, wird von beiden Händen ein Xertube oder ein Theraband um die Hüfte gehalten. Gegen den Zug des Bandes muss nun das Becken gehoben und gesenkt werden.

23d) Einbeiniges Beckenheben

Bei dieser Variante wird ein Bein vom Boden angehoben und in einer Position neben dem abstützenden Bein gehalten. Das noch am Boden stehende Bein muss die Übung jetzt allein ausführen. Die Belastung für die rückwärtige Oberschenkel- und Gesäßmuskulatur verdoppelt sich.

23e) Das Becken heben auf instabiler Unterlage

Der Schwierigkeitsgrad erhöht sich, indem sich entweder unter den Füßen, unter den Schultern oder unter beidem eine instabile Unterlage in Form eines Aero-Steps® befindet. Der Körper muss eine höhere sensomotorische Leistung bringen. Es empfiehlt sich, den Kopf durch ein Relax Nex® oder etwas Ähnliches zu erhöhen.

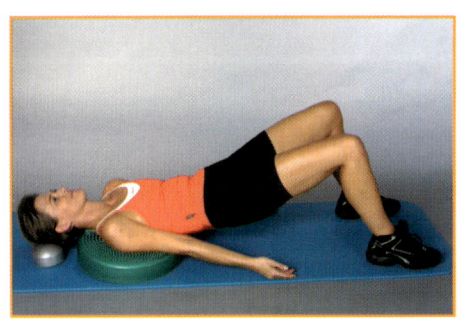

Tipp

Auch diese Bewegung gehört zu den Standardübungen einer Stunde. Sie kann gern auch zur Belastungsänderung zwischen einzelnen Bauchübungen unterrichtet werden.

24 DAS FERSENRUTSCHEN

Hauptsächlich beanspruchte Muskulatur:
Hintere Oberschenkelmuskulatur, Mm. ischiocrurale

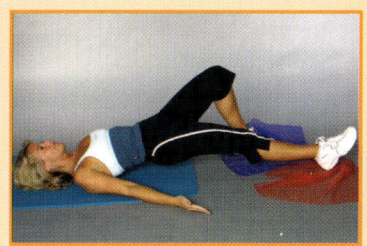

Bewertung der Übung:	Gering	Mittel	Hoch
Ausdauer		✗	
Kraftausdauer		✗	
Muskelkraft			✗
Beweglichkeit	✗		
Koordination+Balance	✗		
Ganzkörperstabilität		✗	
Schwierigkeitsgrad		✗	

 # Beschreibung

Ausgangsposition:

In der Rückenlage werden die Arme neben dem Körper abgelegt. Sie üben leichten Druck auf den Boden aus. Die Füße sind etwa hüftbreit auseinander und stehen auf jeweils einem Tuch. Zunächst haben die Knie einen Winkel von etwa 90°. Das Gesäß wird vom Boden abgehoben und in einer angenehmen Position gehalten.

Dabei darf die Hüfte gestreckt werden oder leicht gebeugt bleiben.

Ablauf:

Die Füße rutschen in der Weise am Boden entlang, dass die Beine fast bis zur Streckung gebracht werden. Die Bewegung wird im Wechsel durchgeführt, sodass immer ein Bein gebeugt ist und den Körper fixieren kann.

Das Becken bleibt dabei stabil und bewegt sich so wenig wie möglich.

Mögliche	Fehlerkorrektur
• Die Beine werden bis zur vollständigen Streckung gebracht.	▶ Auf eine gleichmäßige und angespannte Bewegungsausführung achten. Zunächst den Bewegungsradius reduzieren.
• Das Becken kippt zu einer Seite.	▶ Die Bauch- und Rückenmuskulatur mehr anspannen und mit den Armen kräftiger auf den Boden drücken.
• Der Übende fällt ins Hohlkreuz.	▶ Das Becken mehr senken. Die Bauchmuskulatur vermehrt anspannen.
• Die rückwärtige Oberschenkelmuskulatur verkrampft.	▶ Unbedingt die Intensität der Übung reduzieren und auf leichtere Varianten ausweichen.
• Der Oberkörper wippt mit.	▶ Die Bewegung langsamer ausführen und das Becken weiter Richtung Boden senken.

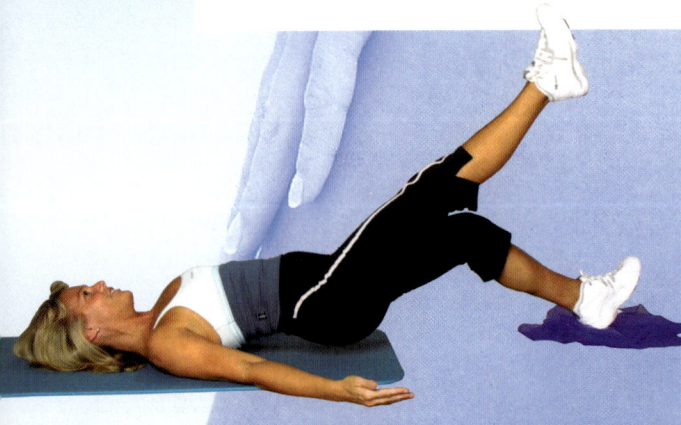

▶ **Variationen**

Leichtere Alternativen:

24a) Abgestütztes Fersenrutschen

Zum Bewegungslernen empfiehlt sich zunächst, das Gesäß am Boden zu lassen. Die Beine können die Bewegung ohne große Mühe im Wechsel oder auch gleichzeitig ausführen. Der Trainingseffekt ist bei dieser Variante allerdings sehr gering und sie sollte deshalb nur angewendet werden, wenn die Übung erlernt wird.

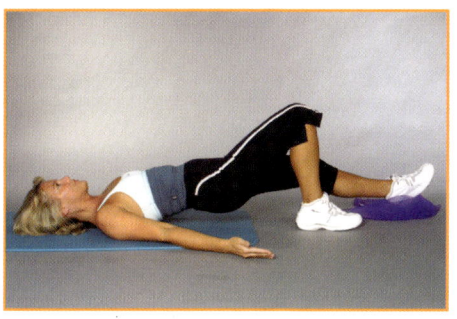

24b) Einbeiniges Fersenrutschen

Bei dieser Übung wird das Gesäß angehoben gehalten. Dadurch, dass aber nur ein Bein dynamisch bewegt wird und das andere fest am Boden steht, wird die Belastung für das Spielbein geringer.

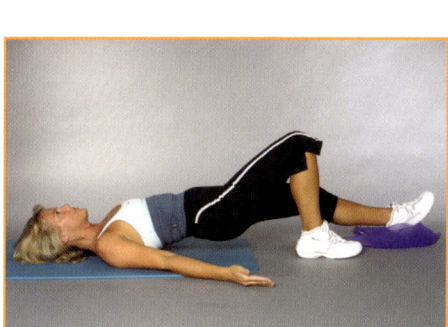

24c) Reduziertes Fersenrutschen

Bei dieser Variante wird das Heranziehen der Beine erleichtert. Während die Beine gestreckt werden, ist das Gesäß angehoben. Werden sie wieder an den Körper gezogen, darf das Gesäß auf den Boden gelegt werden.

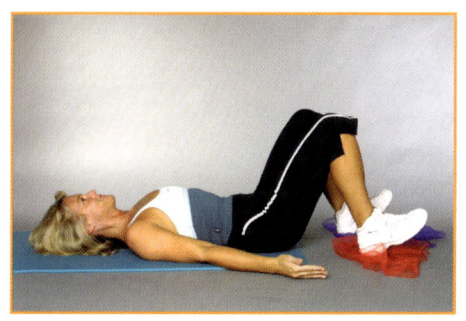

Schwerere Alternativen:

24d) Beidbeiniges Fersenrutschen

Werden beide Beine gestreckt und das Gesäß angehoben gehalten, erhöht sich der Trainingseffekt und der Schwierigkeits-

grad in hohem Maße. Der Oberkörper muss größere Stabilisationsarbeit leisten und die ischiocrurale Muskulatur hat sehr große dynamische Arbeit zu leisten.

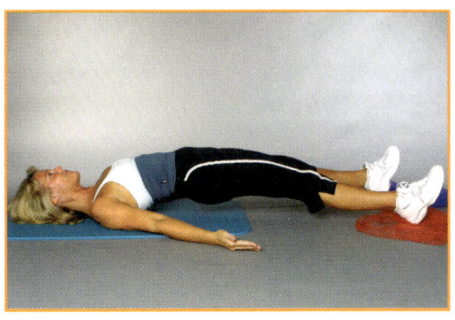

24e) Einbeiniges Fersenrutschen als Herausforderung

Bei dieser Variante wird das Gesäß und ein Bein vom Boden abgehoben. Der noch auf dem Boden bzw. auf dem Tuch befindliche Fuß rutscht am Boden entlang. Zunächst sollten kleine Bewegungen ausgeführt werden. Später wird der Bewegungsradius so verändert, dass das Bein bis zur Streckung gebracht wird.

Tipp

Das Fersenrutschen beansprucht in hohem Maße die Beinbeugemuskulatur. Für viele Teilnehmer ist diese Übung und diese Art der Belastung ungewohnt. Es sollte deshalb unbedingt ein gründliches Bewegungslernen vorausgehen.

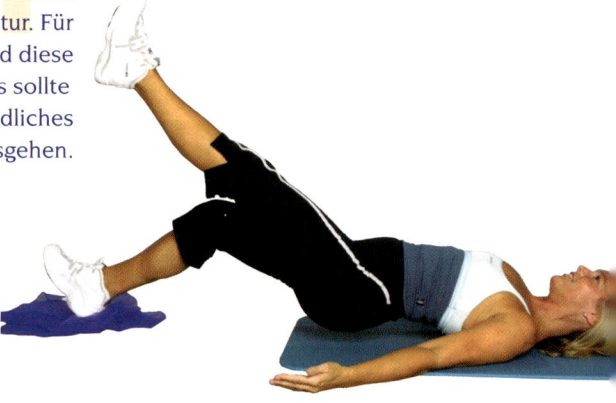

25 GERADER CRUNCH

Hauptsächlich beanspruchte Muskulatur:
Gerade Bauchmuskulatur, M. rectus abdominis

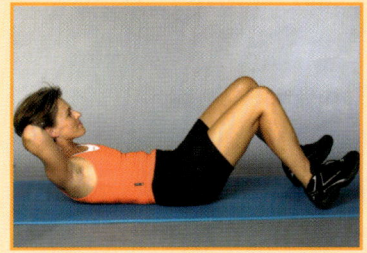

Bewertung der Übung:

	Gering	Mittel	Hoch
Ausdauer		✗	
Kraftausdauer			✗
Muskelkraft		✗	
Beweglichkeit		✗	
Koordination+Balance	✗		
Ganzkörperstabilität	✗		
Schwierigkeitsgrad	✗		

 # Beschreibung

Ausgangsposition:

In der Rückenlage werden die Hände in den Nacken genommen. Sie sind ausschließlich dazu da, den Kopf zu tragen und damit die Nacken- und Halsmuskulatur zu entlasten. Auf keinen Fall sollte am Kopf gezogen werden. Die Füße werden auf den Boden aufgesetzt, sodass die Beine etwa einen 90°-Winkel einhalten. Wahlweise können die Fußspitzen angehoben werden.

Die Lendenwirbelsäule wird in den Boden gedrückt oder in ihrer neutralen Position gehalten. Sie kann auch mit einer kleinen Handtuchrolle unterlagert werden.

Ablauf:

Der Kopf und die Schulterblätter werden vom Boden abgehoben und nicht ganz wieder abgesenkt. Die Bewegung findet hauptsächlich in der Brustwirbelsäule statt. Die Halswirbelsäule bleibt stabil, sodass ebenfalls ein einheitlicher Abstand zwischen Kinn und Schlüsselbein (etwa Faustbreite) eingehalten wird. Die Ellbogen zeigen während der gesamten Übung nach außen. Wünschenswert wäre eine gerade Linie zwischen beiden Unterarmen.

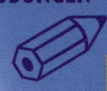

Zur besseren Stabilisation sollten die Beine und das Gesäß leicht angespannt sein. Werden die Fersen auf den Boden gedrückt, fällt diese Anspannung im Allgemeinen leichter.

Mögliche Fehler	Fehlerkorrektur
• Die Hände ziehen zu viel am Kopf.	▶ „Die Hände tragen den Kopf." Eventuell die Position der Hände verändern und mehr Aufmerksamkeit auf die Bauchanspannung legen.
• Die Halswirbelsäule wird mitbewegt, sodass der Kopf eine Nickbewegung ausführt.	▶ „Zwischen Kinn und Schlüsselbein passt eine Faust." Der Blick geht die ganze Zeit schräg nach vorn oben. Die Bewegung zunächst kleiner ausführen lassen. Den Kopf nicht so weit absenken.
• Der Übende verspürt Verspannungen im unteren Rücken.	▶ Die Haltung der Lendenwirbelsäule verändern. Eventuell eine kleine Unterlage für den unteren Rücken einsetzen.
• Die Ellbogen zeigen nach oben.	▶ Die Ellbogen zeigen nach außen und bilden zusammen eine Linie.
• Die Atmung wird angehalten.	▶ Auf gleichmäßige Atmung achten.
• Die Schulterblätter behalten Bodenkontakt.	▶ Eventuell reicht die Beweglichkeit der Wirbelsäule nicht aus, um die Schulterblätter ganz vom Boden zu lösen. Kleinere Bewegungsradien sind O. K.

▶ Variationen

Leichtere Alternative:
25a) Gerader Crunch mit einer Matte

Wird der Kopf in die Matte oder in ein Handtuch gelegt, kann günstigerweise die Beweglichkeit der Halswirbelsäule eingeschränkt werden. Der Übende lenkt seine ganze Aufmerksamkeit auf anderes, z. B. auf die Anspannung der Bauchmuskulatur.

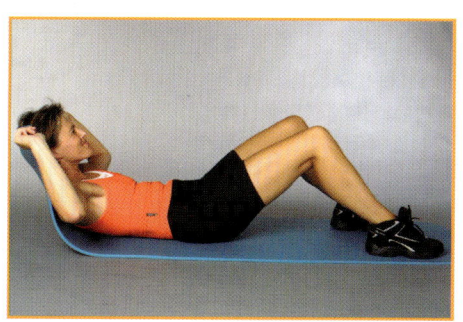

Schwerere Alternativen:
25b) Gerader Crunch mit angehobenen Beinen

Als etwas schwerere Variante wird der Crunch mit senkrecht angehobenen Beinen empfunden. Gerade Teilnehmer mit geringer Beweglichkeit im Hüftgelenk und in der Lendenwirbelsäule müssen eine verstärkte Halteleistung der Bauchmuskeln aufbringen.

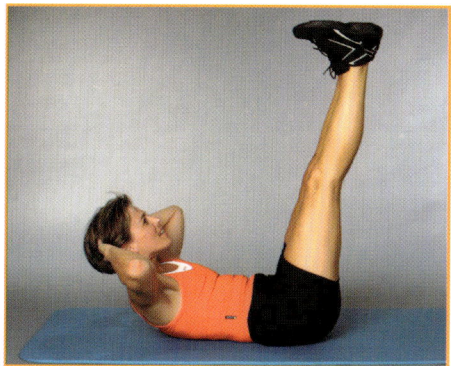

25c) Gerader Crunch mit längerem Hebel

Die Arme werden nicht mehr als Nackenstütze, sondern als verlängerte Hebel benutzt. Sie strecken sich hinter dem Kopf, sodass sich die Oberarme während der gesamten Übung neben den Ohren befinden. Bei ausreichender Beweglichkeit im Schulterbereich kann der Kopf auch auf die Oberarme gelegt werden.

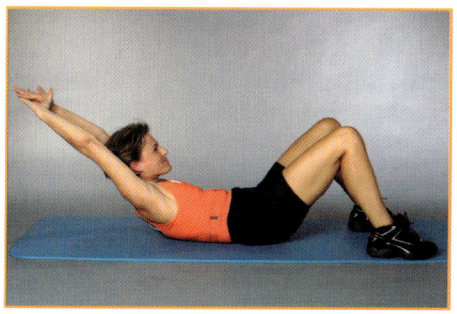

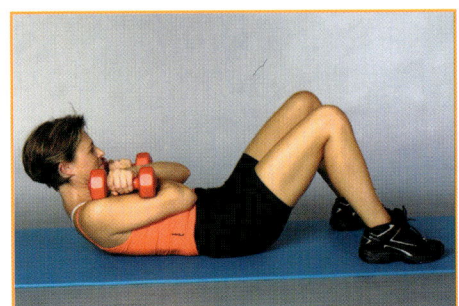

25d) Gerader Crunch mit Kurzhanteln

Zur Erhöhung der Widerstands-belastung werden auf den Schul-tern oder wahlweise hinter dem Kopf zwei Kurzhanteln gehalten. Der somit schwerere Oberkörper wird wie bei der Grundübung angehoben und gesenkt.

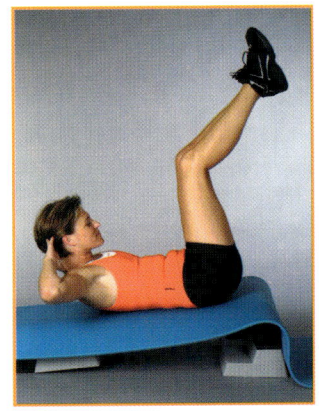

Tipp

Crunches bieten zahlreiche Möglichkei-ten zur Variation. Sie sind in Bauch-Beine-Po-Stunden sehr beliebt. Beim Unter-richten dieser Übung sollte jedoch unbedingt vermehrt Wert auf Qualität, Intensität und einen größtmög-lichen Bewe-gungsradius gelegt werden als auf Quantität.

25e) Gerader Crunch mit einem schräg gestellten Step

Der Übende liegt auf einem schräg gestellten Step mit dem Kopf nach unten. Die Beine werden nach oben gehalten. Das vollständige Abheben der Schulterblätter ist somit erschwert.

25f) Gerader Crunch auf dem Aero-Step®

Der Oberkörper positioniert sich in der Weise auf einem Aero-Step®, dass die Lenden- und Brustwirbel-säule auf dieser instabilen Unterlage liegt. Die Füße bleiben zur Stabilisa-tion am Boden, können jedoch auch als weiterer Schwierigkeitsgrad senk-recht nach oben gehalten werden. Durch die Höhe der Unterlage ver-größert sich der Bewegungsradius, da die Schulterblätter weiter abgesenkt werden können. Durch die Instabilität erhöht sich die Ansprechbarkeit des sensomotorischen Systems.

26 SCHRÄGER CRUNCH

Hauptsächlich beanspruchte Muskulatur:

Schräge Bauchmuskulatur, M. obliquus internus abdominis, M. obliquus externus abdominis

Bewertung der Übung:	Gering	Mittel	Hoch
Ausdauer	✘		
Kraftausdauer			✘
Muskelkraft		✘	
Beweglichkeit		✘	
Koordination + Balance	✘		
Ganzkörperstabilität		✘	
Schwierigkeitsgrad		✘	

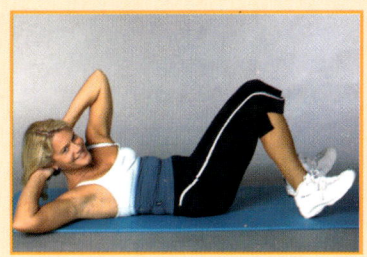

▶ Beschreibung

Ausgangsposition:

Die Ausgangsposition ist die Gleiche wie bei der vorangegangenen Übung. In der Rückenlage werden die Hände in den Nacken genommen. Sie sind ausschließlich dazu da, den Kopf zu tragen und damit die Nacken- und Halsmuskulatur zu entlasten. Die Füße werden auf den Boden aufgesetzt, sodass die Beine etwa einen 90°-Winkel einhalten. Wahlweise können die Fußspitzen angehoben werden. Die Lendenwirbelsäule wird in den Boden gedrückt oder in ihrer neutralen Position gehalten. Sie kann auch hier mit einer kleinen Handtuchrolle unterlagert werden.

Ablauf:

Während ein Ellbogen am Boden liegen bleibt, wird der andere mit dem entsprechenden Schulterblatt und dem Kopf vom Boden abgehoben. Eine gerade Linie zwischen beiden Unterarmen sollte unbedingt eingehalten werden. Die Blickrichtung geht dabei wie bei den geraden Crunches schräg nach oben, jedoch mehr auf die gegenüberliegende Seite. Das Becken sollte während der gesamten Übung stabilisiert werden und Bodenkontakt halten. Der Ablauf dieser Übung besteht aus einer Rotation des Oberkörpers.

Mögliche Fehler	Fehlerkorrektur
• Der angehobene Ellbogen wird „eingeklappt" und neben das Gesicht geführt.	▶ Beide Unterarme bilden eine Linie.
• Beide Ellbogen verlassen den Boden.	▶ Wenn die angestrebte Rotation stattfindet, ist dagegen nichts einzuwenden.
• Das Becken wird auf einer Seite angehoben.	▶ Die Beine und das Becken sollten stabil gehalten werden. „Die Knie zeigen nach oben und die Fersen drücken leicht in den Boden." Beide Beckenhälften bleiben am Boden liegen.
• Die Halswirbelsäule wird mitbewegt, sodass der Kopf eine Nickbewegung ausführt.	▶ „Zwischen Kinn und Schlüsselbein passt eine Faust." Der Blick geht die ganze Zeit schräg nach vorn oben. Die Bewegung zunächst kleiner ausführen lassen. Den Kopf nicht so weit absenken.
• Die Atmung wird angehalten.	▶ Auf gleichmäßige Atmung achten. Während des Anhebens des Oberkörpers ausatmen.
• Beide Schulterblätter behalten Bodenkontakt.	▶ Eventuell reicht die Beweglichkeit der Wirbelsäule nicht aus, um eine ausreichende Rotation auszuführen. Kleinere Bewegungsradien sind O. K.

▶ Variationen

Leichtere Alternativen:

26a) Schräger Crunch mit einer Matte

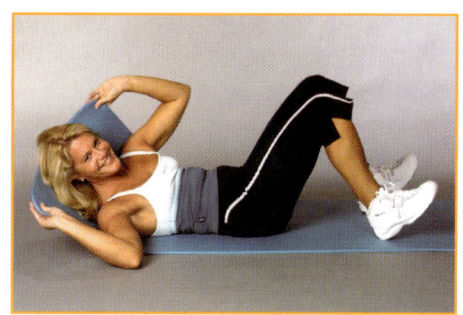

Wird der Kopf in die Matte oder in ein Handtuch gelegt, kann günstigerweise die Beweglichkeit der Halswirbelsäule eingeschränkt werden. Der Übende kann also seine ganze Aufmerksamkeit auf die Anspannung der Bauchmuskulatur und die Bewegungsrichtung lenken.

26b) Schräger Crunch mit aufgestelltem Bein

Wird der rechte Fuß mit der Sohle oder mit dem Gelenk auf den Oberschenkel des linken Beins gelegt, kann die Bewegungsrichtung einfacher vorgegeben werden. Die linke Oberkörperseite wird in der Weise angehoben, dass die linke Schulter in Richtung des rechten Knies bewegt wird.

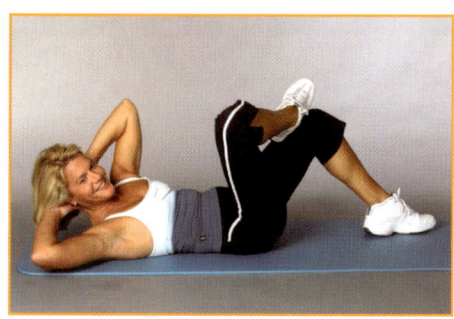

Schwerere Alternativen:

26c) Schräger Crunch mit längerem Hebel

Das linke Bein wird lang auf den Boden gestreckt, während das rechte Bein angewinkelt in der Luft gehalten wird. Der rechte Arm wird hinter dem Kopf gestreckt auf den Boden gelegt.

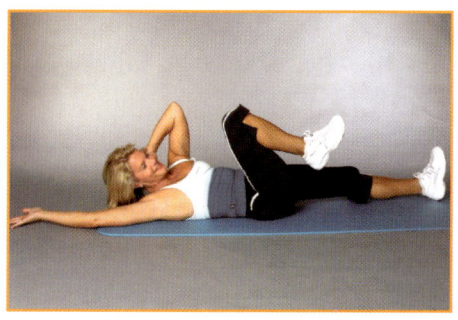

Die linke Hand befindet sich zur Unterstützung des Nackens hinter dem Kopf. Der schräge Crunch wird, wie beschrieben, ausgeführt, indem die linke Schulter in Richtung des rechten Knies gehoben wird.

Der gestreckte rechte Arm und das gestreckte linke Bein behalten dabei Bodenkontakt.

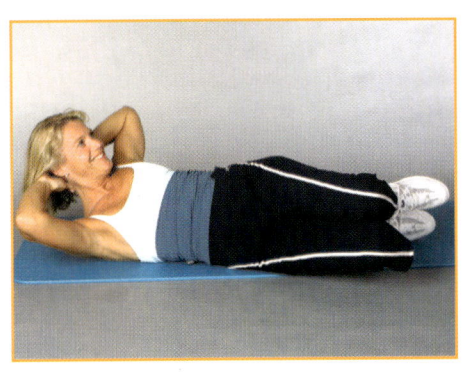

26d) Schräger Crunch in Rotation

In Rückenlage werden beide Beine gebeugt auf einer Seite abgelegt. Beide Hände befinden sich im Nacken und beide Unterarme sind waagerecht zum Boden. In dieser Position wird, wie bei den geraden Crunches, der Kopf und der Nacken gerade nach oben geführt. Da sich in der Ausgangsstellung dieser Übung die Lendenwirbelsäule in Rotation befindet, sollte sie nur ausgeführt werden, wenn die Übenden keine Probleme im unteren Rücken haben.

26e) Schräger Crunch mit Antippen der Fersen

Die Beine werden senkrecht nach oben, aber leicht gebeugt gehalten. Während eine Hand hinter dem Kopf bleibt, versucht die andere Hand, von außen an die gegenüberliegende Ferse zu tippen. Der Oberkörper vollführt dabei fast automatisch die angestrebte Rotation.

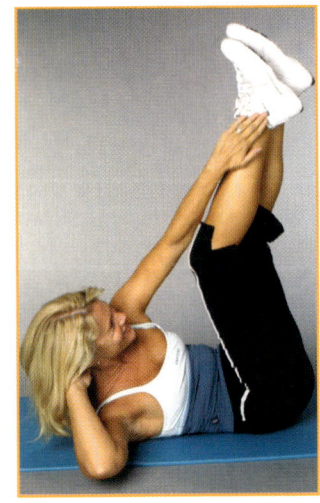

26f) Schräger Crunch auf instabiler Unterlage

Der Oberkörper positioniert sich in der Weise auf einem Aero-Step®, dass die Lenden- und Brustwirbelsäule auf dieser instabilen Unterlage liegt. Die Füße bleiben zur Stabilisation am Boden, können jedoch auch als weiterer Schwierigkeitsgrad senkrecht nach oben gehalten werden.

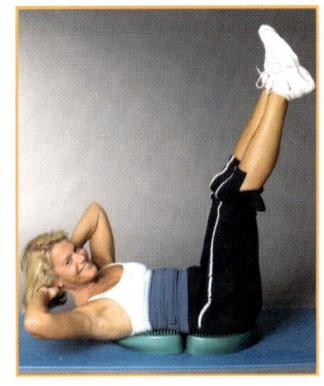

Tipp

Es empfiehlt sich, die Bewegungsrichtung nicht so oft zu wechseln, da einige Teilnehmer mit Schwindel reagieren könnten.

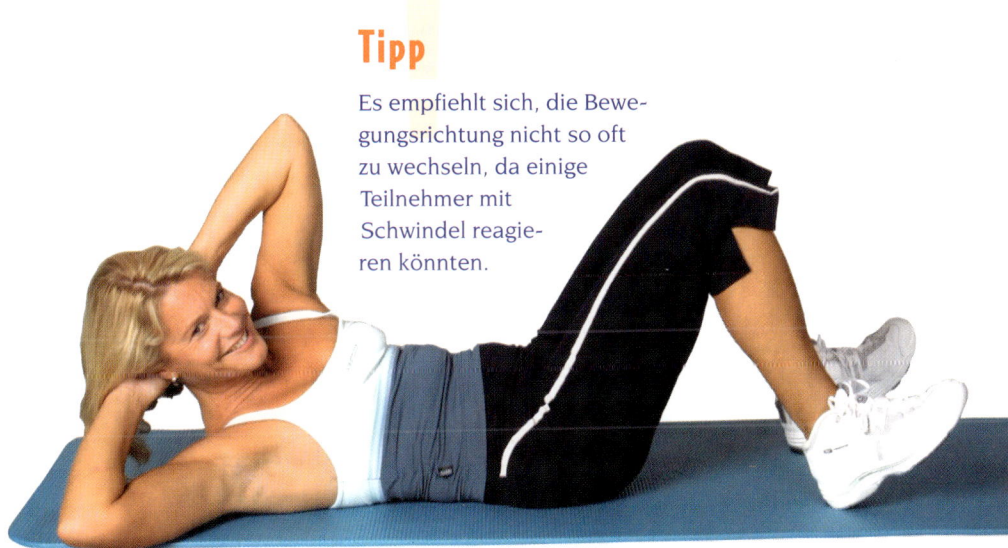

27 BECKENLIFT

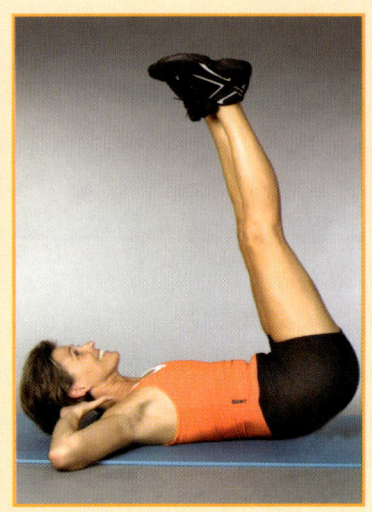

Hauptsächlich beanspruchte Muskulatur:

Gerade und schräge Bauchmuskulatur

M. rectus abdominis, M. obliquus internus abdominis, M. obliquus externus abdominis

Bewertung der Übung:

	Gering	Mittel	Hoch
Ausdauer	✗		
Kraftausdauer		✗	
Muskelkraft			✗
Beweglichkeit			✗
Koordination+Balance		✗	
Ganzkörperstabilität		✗	
Schwierigkeitsgrad			✗

▶ Beschreibung

Ausgangsposition:

In der Rückenlage werden die Beine senkrecht nach oben gehalten. Die Hände liegen als bequeme Unterlage hinter dem Kopf.

Ablauf:

In einem gleichmäßigen Bewegungsablauf wird mithilfe der Bauchmuskulatur das Becken ein wenig vom Boden abgehoben und wieder gesenkt. Die Beine behalten dabei ihre senkrechte Position oder werden etwas an den Körper herangezogen.

Der Oberkörper bleibt liegen, sodass die Bewegung nur in der Lendenwirbelsäule stattfindet.

Mögliche Fehler	Fehlerkorrektur
• Die Übung wird ruckhaft ausgeführt.	▶ Auf eine gleichmäßige Ausführung hinweisen und den Bewegungsradius verkleinern.
• Das Becken kann nicht angehoben werden, da die Beweglichkeit der Lendenwirbelsäule nicht ausreicht.	▶ Solange die Bauchmuskulatur kräftig angespannt wird, muss das Becken den Boden nicht verlassen.
• Das Becken kann nicht angehoben werden, da keine Bewegungsvorstellung oder zu geringe Kraft vorhanden ist.	▶ Auf die leichteren Varianten hinweisen (siehe nächste Seite). „Die Fußsohlen zur Decke strecken." Zur Förderung der Bewegungsvorstellung darf die Bewegung zunächst schwunghaft ausgeführt werden, sollte später aber unbedingt durch eine gleichmäßige Ausführung ersetzt werden.
• Die Atmung wird angehalten.	▶ Auf gleichmäßige Atmung achten. Während des Anhebens des Beckens ausatmen.

► **Variationen**

Leichtere Alternativen:
27a) Beckenlift mit Arm-
unterstützung

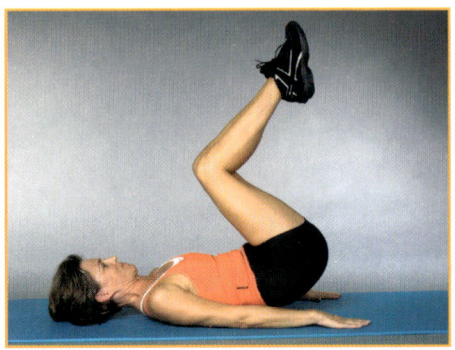

Die Arme werden neben
dem Körper auf den Boden
gelegt. Sie können die
beschriebene Bewegung
durch Druck auf den Fuß-
boden unterstützen. Die
Beine können eine größere
Beugung einhalten.

27b) Beckenlift mit geringerem
Hebel

Die Arme können bei dieser Variante neben dem Körper oder hinter
dem Kopf liegen. Die Beine werden
jedoch nicht nach oben gestreckt,
sondern näher an den Körper gezogen. Die Bewegungsrichtung führt
die Knie zu den Schultern. Wird
diese Bewegung ohne Schwung ausgeführt, leistet die Bauchmuskulatur
ausreichende Arbeit, um einen
Trainingseffekt zu erzielen.

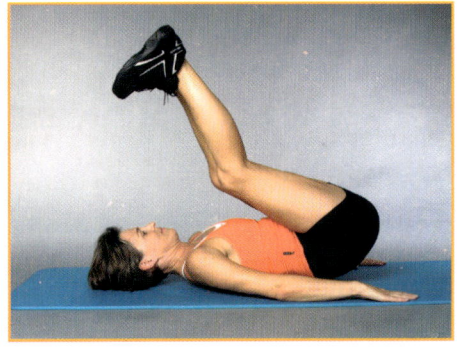

Schwerere Alternativen:
27c) Einbeiniger Beckenlift

Bei dieser Variante bleibt
das Becken auf einer Seite
liegen. Die zweite Becken-
hälfte wird mithilfe der
schrägen Bauchmuskulatur
angehoben, sodass ein
Bein näher zur Decke
gestreckt wird. Eine
Gewichtsverlagerung zur
Seite darf erlaubt sein.

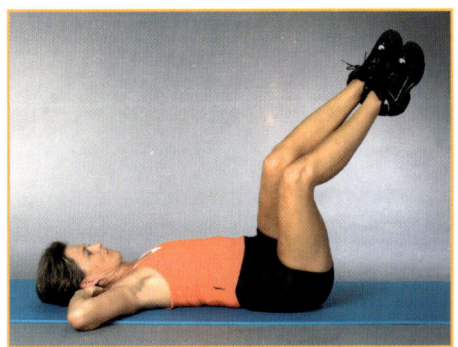

27d) Kombinierter Beckenlift

Bei dieser Variante, die zwei Bewegungen kombiniert, unterstützen die Hände den Kopf. Der Oberkörper führt einen geraden Crunch aus, während das Becken vom Boden gelöst wird. Am höchsten Punkt der Bewegung könnte der Übende lediglich mit einigen Wirbeln auf dem Boden liegen.

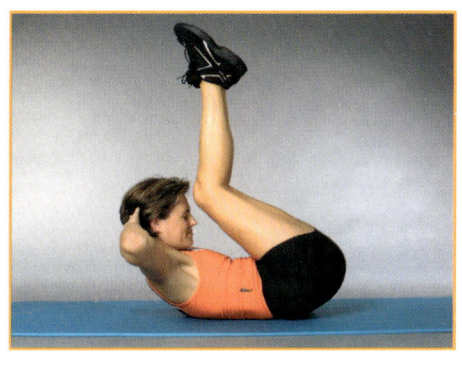

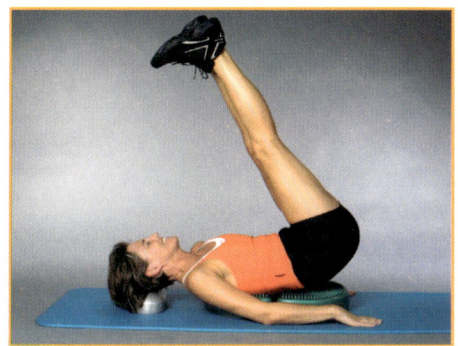

27e) Beckenlift auf instabiler Unterlage

Liegt der Oberkörper bequem auf einem Aero-Step®, können alle Variationen des Beckenlifts ausgeführt werden. Insbesondere der einbeinige Beckenlift wird durch die erhöhte Stabilisationsarbeit effektiver, aber auch schwieriger.

Tipp

Das Bewegungsausmaß hängt stark von der Beweglichkeit der Wirbelsäule ab. Nicht nur aus diesem Grund sollte beim Unterrichten auf viele Variationen zur Veränderung der Intensität hingewiesen werden.

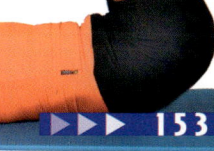

28 STATISCHE BAUCHÜBUNG

Hauptsächlich beanspruchte Muskulatur:

Gerade und schräge Bauchmuskulatur

M. rectus abdominis, M. obliquus internus abdominis, M. obliquus externus abdominis

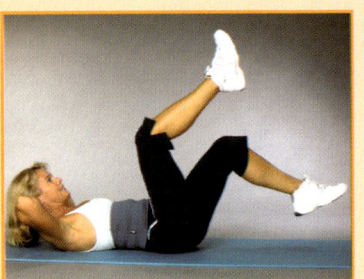

Bewertung der Übung:	Gering	Mittel	Hoch
Ausdauer	✗		
Kraftausdauer		✗	
Muskelkraft			✗
Beweglichkeit	✗		
Koordination + Balance		✗	
Ganzkörperstabilität		✗	
Schwierigkeitsgrad		✗	

▶ Beschreibung

Ausgangsposition:

In der Rückenlage werden die Beine mit einem 90°-Kniewinkel in der Luft gehalten. Die Lendenwirbelsäule liegt auf dem Boden bzw. wird mit einer kleinen Handtuchrolle o. Ä. unterlagert. Die Hände liegen als bequeme Unterlage hinter dem Kopf.

Ablauf:

Während ein Bein in der beschriebenen Position bleibt, tippt das andere Bein mit der Ferse auf den Boden. Die Knie behalten ihre gebeugte Haltung bei.

Während der gesamten Bewegung muss unbedingt die Wirbelsäule stabil gehalten werden. Sie sollte mit ihrer Unterlage immer Kontakt halten.

Mögliche Fehler	Fehlerkorrektur
• Die Lendenwirbelsäule weicht ins Hohlkreuz aus.	▶ Die Lendenwirbelsäule kräftiger auf die Unterlage drücken. Eventuell den Bewegungsradius einschränken.
• Die Fersen erreichen den Boden nicht.	▶ Solange die Wirbelsäule am Boden bleibt und sich die Bauchmuskulatur unter Anspannung befindet, ist dagegen nichts einzuwenden.
• Die Beine vollführen eine Scherbewegung.	▶ „Beide Füße treffen sich immer wieder oben." Die Beine nacheinander zum Boden führen.
• Die Atmung wird angehalten.	▶ Auf gleichmäßige Atmung achten.

Variationen

Leichtere Alternativen:

28a) Einbeinige statische Bauchübung

Wenn ein Bein am Boden fixiert ist und die Übung nur mit dem anderen Bein ausgeführt wird, verringert sich die Belastung für die Bauchmuskulatur und die Beanspruchung für die Lendenwirbelsäule. Diese Variante kann sehr gut zum Bewegungslernen eingesetzt werden.

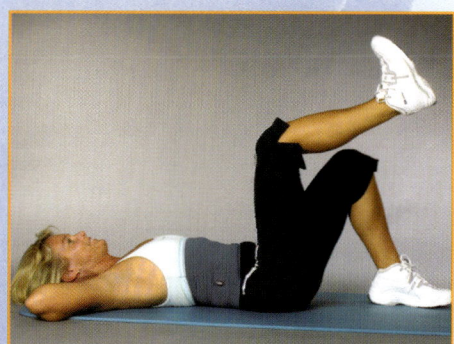

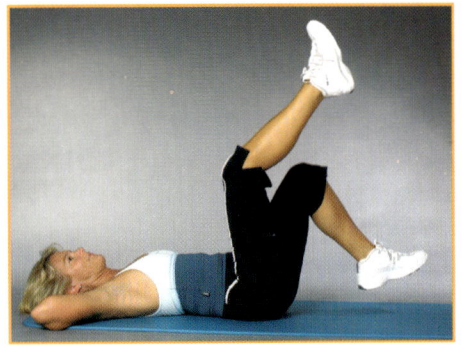

28b) Statische Bauchübung mit verringertem Bewegungsradius

Die Belastung kann ebenfalls gesenkt werden, wenn die Fersen nicht ganz auf den Boden tippen. Die Abwärtsbewegung wird also früher beendet.

Schwerere Alternativen:
28c) Statische Bauch-übung mit längerem Hebel

Die Beine werden bei dieser Variante fast bis zur Streckung gebracht. Die Fersen tippen nach-einander weiter vom Körper entfernt auf dem Boden auf.

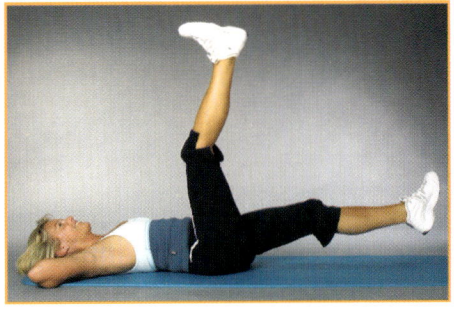

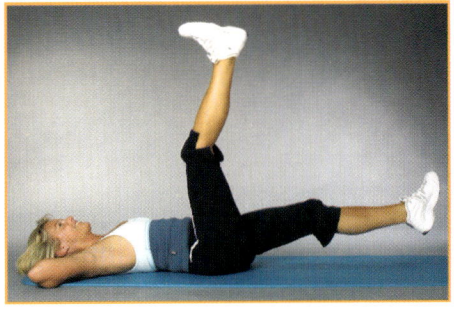

28d) Beidbeinige statische Bauch-übung

Werden beide Beine näher zum Boden gebracht, erhöht sich der Schwierigkeitsgrad erheblich. Es sollte deshalb unbedingt darauf geachtet werden, dass die Wirbel-säule fixiert bleibt. Es ist nicht wichtig, dass die Fersen den Boden berühren. Auf die statische Halte-leistung und eine stabile Lenden-wirbelsäule kommt es an.

28e) Seitliche statische Bauchübung

Bei dieser Übung werden die Beine wie bei der Grundübung nacheinander zum Boden geführt. Die Beinhaltung ist gestreckt. Die Bewegung wird allerdings zur Seite nach unten ausgeführt. Auch hier müssen die Fersen den Boden nicht unbedingt berühren. Die stabile Becken- und Wirbelsäulenhaltung ist ausschlaggebend.

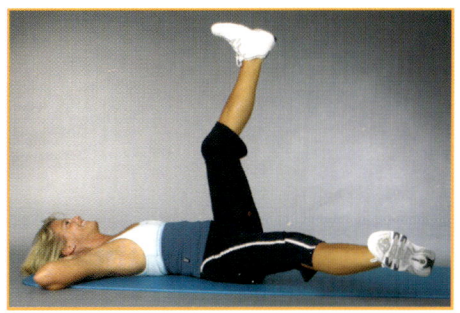

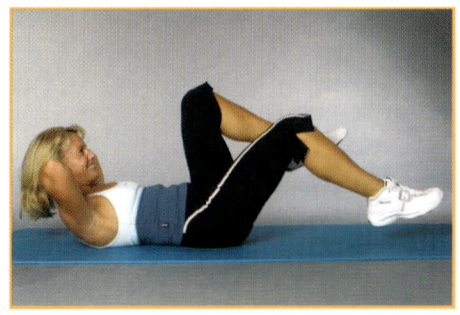

28f) Kombinierte statische Bauchübung

Während die Beine nacheinander oder gleichzeitig zum Boden gebracht werden, wird der Oberkörper in einer leicht angehobenen Position gehalten. Auf eine gleichmäßige Atmung sollte hier vermehrt geachtet werden.

Tipp

Da die Kontrolle der korrekten Wirbelsäulenhaltung nicht ganz einfach ist, sollte diese Übung zunächst nur in leichten Varianten unterrichtet werden. Je sicherer die Teilnehmer sind, desto schwierigere Alternativen können angeboten werden. Ganz wichtig ist, dass die Teilnehmer dazu angeleitet werden, selbst auf ihre Rückenhaltung zu achten.

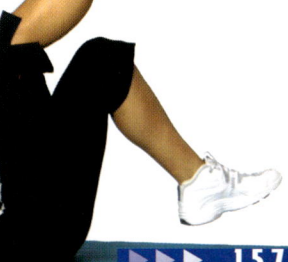

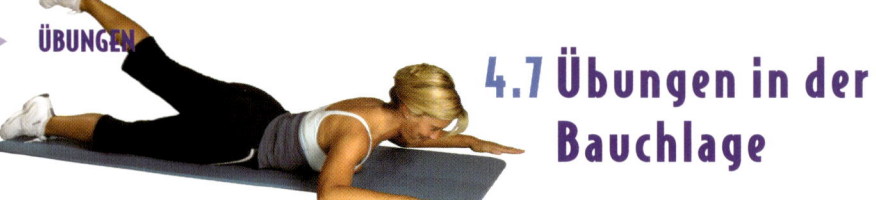

4.7 Übungen in der Bauchlage

Übungen in Bauchlage haben, wie auch diejenigen im Vierfüßlerstand, den Vorteil, dass sie die Rückenmuskulatur mittrainieren.

Wegen des vermehrten Drucks auf den Brustkorb und die dadurch eingeschränkte Atmung sowie bei starkem Übergewicht empfinden einige Teilnehmer diese Haltung aber als unangenehm. Eine kleine Handtuchrolle, die man sich unter das Becken legt, kann manchmal Abhilfe schaffen. Im Unterricht sollte man darauf achten, dass nur wenige Übungen oder solche mit geringer Dauer in Bauchlage ausgeführt werden bzw. dass die Körperhaltungen öfter gewechselt werden.

Die optimale, aktive Haltung in der Bauchlage

Es sollte eine leicht angespannte Haltung im ganzen Körper angestrebt werden. Insbesondere befindet sich die Bauchmuskulatur in Anspannung, damit sie die Wirbelsäule stabilisieren kann. Die Beine und die Gesäßmuskulatur sind ebenfalls etwas angespannt, wobei die Füße etwa hüftbreit auf dem Boden liegen. Wahlweise können die Fußspitzen auf dem Boden aufgestellt oder der Spann nach unten gedrückt werden.

Die Schultern werden, wie im Vierfüßlerstand, leicht nach hinten und zum Steißbein gezogen.

Eine günstige Armhaltung ist die U-Halte: Die Oberarme liegen senkrecht zum Körper, während die Ellbogen einen 90°-Winkel halten. Die Handflächen liegen am Boden oder zeigen zueinander.

Die Kopfhaltung ist so gewählt, dass die Nackenmuskulatur und die Halswirbelsäule am wenigsten belastet werden. Günstig ist es, den Kopf leicht anzuheben und den Blick zum Boden zu richten. Das Kinn wird etwas an den Kehlkopf gezogen, sodass sich der Nacken etwas streckt und in eine funktionelle Position gebracht wird. Wahlweise kann der Kopf in dieser Haltung zur Seite gedreht werden. Vermieden werden sollte aber unbedingt ein dauerndes Schauen nach vorn.

Bauchlage am Boden

Wie oben beschrieben, liegt der Körper mit leicht angespannter Muskulatur am Boden.

Vorteil: Eine stabile Haltung kann leichter eingehalten werden.

Nachteil: Durch den vermehrten Druck auf den Brustkorb und die Blutdrucksteigerung im Oberkörper kann diese Haltung als unangenehm empfunden werden. Einige Teilnehmer sprechen zudem von Problemen in der Lendenwirbelsäule.

Bauchlage auf einem Step

Der Oberkörper und das Becken liegen auf dem Step, die Knie und die Unterschenkel am Boden.

Vorteil: Dadurch, dass die Hüfte gebeugt ist, liegt der Rücken in einer sehr angenehmen Position.

Nachteil: Nicht alle Übungen lassen sich optimal auf dem Step ausführen.

29 POÜBUNG

Hauptsächlich beanspruchte Muskulatur:

Hintere Oberschenkel- und Gesäßmuskulatur
Mm. ischiocrurale, M. glutaeus maximus

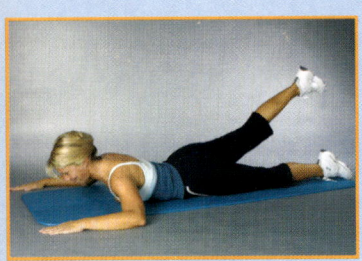

Bewertung der Übung:

	Gering	Mittel	Hoch
Ausdauer		✗	
Kraftausdauer			✗
Muskelkraft		✗	
Beweglichkeit		✗	
Koordination+Balance	✗		
Ganzkörperstabilität		✗	
Schwierigkeitsgrad	✗		

▶ **Beschreibung**

Ausgangsposition:

In Bauchlage werden die Hände in U-Halte auf den Boden gelegt.

In einer angespannten Haltung werden beide Beine zunächst gestreckt auf dem Boden fixiert.

Ablauf:

Gegen die Schwerkraft wird nun ein Bein so weit angehoben, dass das Becken auf dem Boden bleiben kann.

 Das Bein darf dabei in einer leichten Außenrotation gehalten werden.

Mögliche Fehler	Fehlerkorrektur
• Das untere Bein unterstützt die Aufwärtsbewegung zu sehr, sodass das Becken vom Boden abgehoben wird.	▶ Den Bewegungsradius verkleinern. Das Becken sollte während der gesamten Übung beidseitig Bodenkontakt halten.
• Der Übende verspürt ein Druckgefühl auf dem Brustkorb.	▶ Den Oberkörper mithilfe der Rückenmuskulatur leicht angehoben halten und den Bewegungsradius des Beins verringern.
• Die Bewegung wird schwunghaft ausgeführt.	▶ Auf eine gleichmäßige Ausführung achten und das Tempo reduzieren.
• Der Übende fällt ins Hohlkreuz.	▶ Den Bewegungsradius verkleinern und die Bauchmuskulatur mehr anspannen.

▶ Variationen

Leichtere Alternativen:
29a) Poübung mit kleinerem Bewegungsradius

Vollführt das Bein einen geringeren Bewegungsausschlag, so kann sich der Übende mehr auf die Körperspannung konzentrieren. Eine technisch sauberere Ausführung ist die Folge.

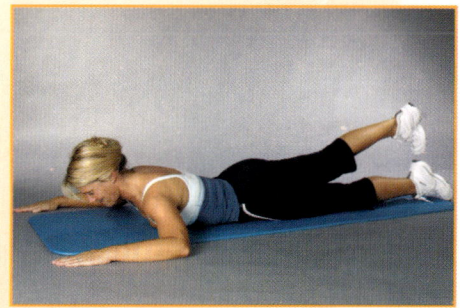

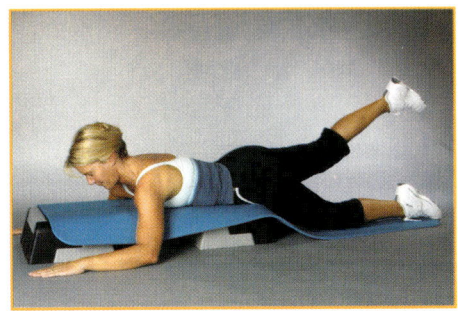

29b) Poübung auf dem Step

Der Oberkörper und das Becken liegen auf dem Step, die Knie und die Unterschenkel am Boden. Dadurch, dass die Hüfte gebeugt ist, liegt der Rücken in einer sehr angenehmen Position. Das Heben des Beins fällt leichter und der Druck auf die Lendenwirbelsäule verringert sich.

Schwerere Alternativen:
29c) Poübung mit angewinkeltem Bein

Wird das Bein nicht gestreckt, sondern gebeugt nach oben geführt, verlagert sich die Beanspruchung mehr auf die Gesäßmuskulatur. Diese Bewegung fühlt sich geringfügig schwerer an als die Grundübung.

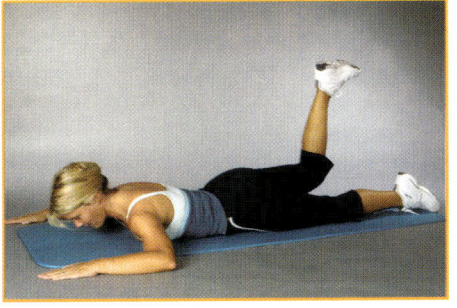

29d) Beidbeinige Poübung

Bei dieser Variante werden beide Beine gleichzeitig vom Boden gelöst. Sie können wahlweise gebeugt oder gestreckt, geschlossen oder leicht gegrätscht angehoben werden. Auf eine gute Oberkörperspannung, insbesondere der Bauchmuskulatur, sollte geachtet werden.

29e) Poübung mit Gewichts-manschette

Durch das Tragen einer Gewichtsmanschette am Fußgelenk erhöht sich die Widerstandsbelastung. Der Trainingseffekt verlagert sich mehr vom Kraftausdauer- zum Muskelkrafttraining.

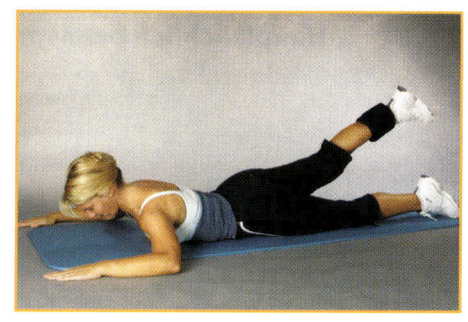

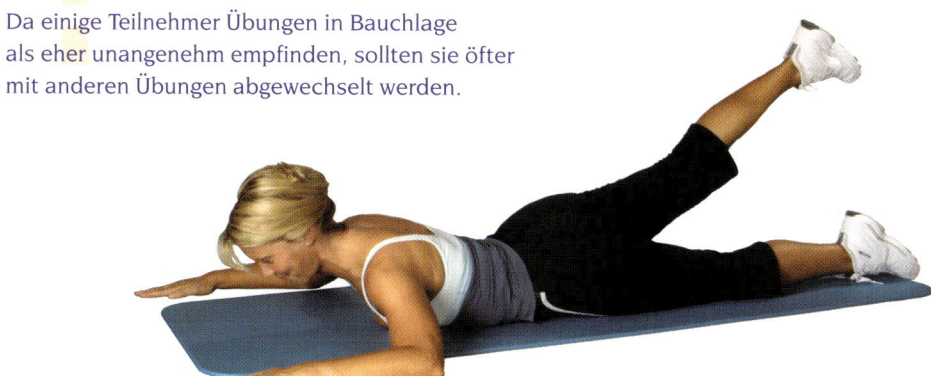

29f) Poübung auf instabiler Unterlage

Liegt der Oberkörper auf einem Aero-Step®, so erhöht sich die Stabilisationsleistung der Oberkörpermuskulatur. Die Widerstandsbelastung für die rückwärtigen Oberschenkel- und die Gesäßmuskeln bleibt gleich.

Tipp

Da einige Teilnehmer Übungen in Bauchlage als eher unangenehm empfinden, sollten sie öfter mit anderen Übungen abgewechselt werden.

30 GANZKÖRPERÜBUNG

Hauptsächlich beanspruchte Muskulatur:

Gesamte Arm-, Bein-, Rücken- und Rumpfmuskulatur

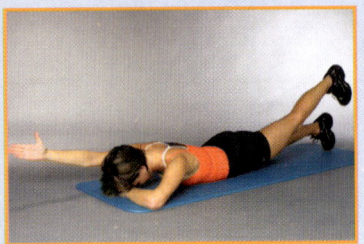

Bewertung der Übung:	Gering	Mittel	Hoch
Ausdauer		✗	
Kraftausdauer			✗
Muskelkraft			✗
Beweglichkeit	✗		
Koordination+Balance			✗
Ganzkörperstabilität			✗
Schwierigkeitsgrad		✗	

► Beschreibung

Ausgangsposition:

In Bauchlage wird die eine Hand bequem unter die Stirn gelegt, der andere Arm neben dem Kopf nach vorn auf den Boden gestreckt. In einer angespannten Haltung werden beide Beine zunächst gestreckt auf dem Boden fixiert.

Ablauf:

Gleichzeitig wird der gestreckte Arm, z. B. der rechte, und das linke Bein angehoben. Die Fußspitze zeigt dabei nach unten, während der Daumen der rechten Hand nach oben zeigt. Der Oberkörper kann dabei ein wenig der Aufwärtsbewegung der Arme folgen.

Eine gleichmäßige Bewegungsausführung bewirkt eine Kräftigung nicht nur der Beinmuskeln, sondern der gesamten Muskulatur der Körperrückseite.

Mögliche Fehler	Fehlerkorrektur
• Durch eine zu geringe Beweglichkeit im Schultergelenk wird der Oberkörper auf eine Seite gedreht.	▶ Den anzuhebenden Arm beugen und nur wenig vom Boden abheben.
• Der Übende fällt ins Hohlkreuz.	▶ Nicht die Höhe der Bewegung ist entscheidend, sondern die Ganzkörperanspannung. Den Bewegungsradius des Arms und des Beins reduzieren und eine verstärkte Bauchspannung aufbauen.
• Es werden der rechte Arm und das rechte Bein angehoben.	▶ Dem Bewegungslernen größere Beachtung schenken und die Ausführung entsprechend korrigieren.
• Die Bewegung wird schwungvoll ausgeführt.	▶ Den Bewegungsradius verringern und auf eine gleichmäßige Ausführung achten.

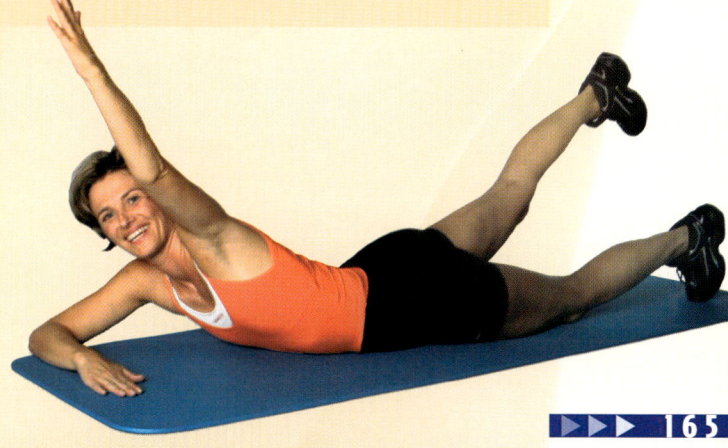

► **Variationen**

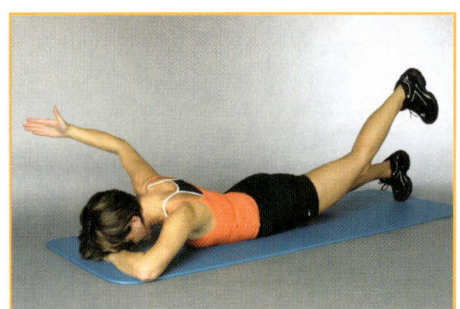

Leichtere Alternative:
30a) Ganzkörperübung mit gebeugtem Arm

Der Arm wird nicht so weit nach vorn gestreckt, sondern gebeugt neben den Körper geführt. Dadurch, dass der Hebel des Arms verringert wird, reduziert sich der Schwierigkeitsgrad für die gesamte Übung.

Schwerere Alternativen:
30b) Ganzkörperübung mit Rotation

Bei dieser Variante wird nicht nur der rechte Arm nach vorn angehoben, sondern der Oberkörper zusätzlich zur offenen Seite rotiert. Das linke Bein wird, wie beschrieben, ebenfalls vom Boden entfernt. Durch die verstärkte Beteiligung der Rückenmuskulatur erhöht sich die Trainingseffektivität in diesem Bereich.

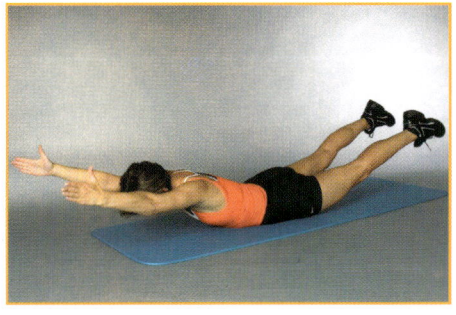

30c) Beidseitige Ganzkörperübung
Bei dieser Variante werden beide Beine und beide Arme angehoben. Die Höhe der Bewegung ist dabei nicht so entscheidend wie eine gute Körperspannung, insbesondere der Bauch- und Rückenmuskulatur.

30d) Ganzkörperübung mit einem Xertube

Beide Hände fassen die Enden eines einfach oder doppelt gelegten Xertubes. Während ein Bein oder beide Beine vom Boden abheben, werden ebenfalls beide Arme angehoben. Zusätzlich ziehen die Hände das Xertube auseinander.

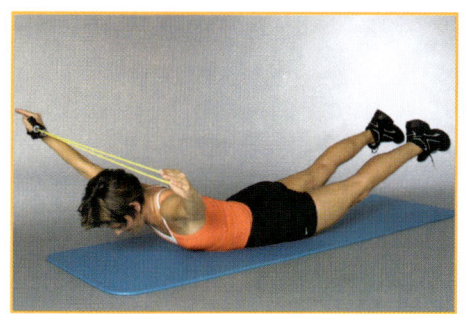

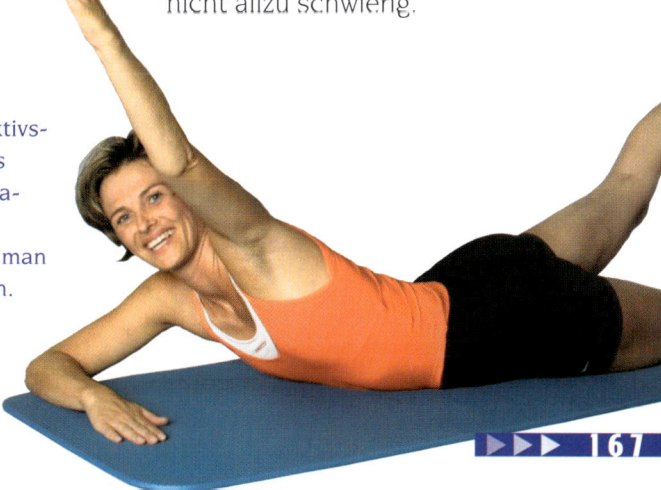

30e) Ganzkörperübung auf instabiler Unterlage

Liegt der Oberkörper auf einem Aero-Step®, so erhöht sich die Stabilisationsleistung der Oberkörpermuskulatur. Trotzdem empfindet man bei dieser Variante durch das Liegen auf einer Erhöhung die beidseitige Ganzkörperübung als nicht allzu schwierig.

Tipp

Wie schon oft erwähnt, sind Ganzkörperübungen die effektivsten. Auch wenn sie wegen des meist hohen Schwierigkeitsgrades bei einigen Teilnehmern nicht sehr beliebt sind, sollte man sie doch häufiger unterrichten.

31 DIE FERSEN HERANZIEHEN

Hauptsächlich beanspruchte Muskulatur:

Hintere Oberschenkelmuskulatur

Mm. ischiocrurale

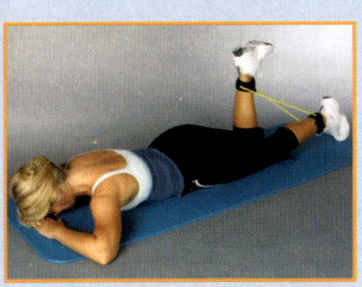

Bewertung der Übung:			
	Gering	Mittel	Hoch
Ausdauer	✗		
Kraftausdauer		✗	
Muskelkraft			✗
Beweglichkeit	✗		
Koordination+Balance	✗		
Ganzkörperstabilität		✗	
Schwierigkeitsgrad		✗	

▶ Beschreibung

Ausgangsposition:

In Bauchlage werden die Hände bequem unter den Kopf gelegt. Um die Füße wird ein Xertube, ein Theraband oder wie in dieser Darstellung ein Xercuff gewickelt.

Ablauf:

Gegen den Widerstand des Bandes wird ein Bein im Kniegelenk gebeugt. Das andere Bein liegt auf dem Boden fixiert. Um einen möglichst großen Trainingseffekt zu bekommen, sollte der Bewegungsradius so groß wie möglich sein.

Bei der Ausführung ist darauf zu achten, dass das Becken und der Oberkörper stabil liegen bleiben.

Mögliche Fehler	Fehlerkorrektur
• Das Becken hebt vom Boden ab.	▶ Die Zugkraft des Bandes verringern und auf eine stabile und angespannte Haltung hinweisen.
• Das Bein kann nicht maximal gebeugt werden.	▶ Die Zugkraft des Bandes verringern.
• Das Band rutscht in Richtung Unterschenkel.	▶ Das Xercuff, das Theraband oder das Xertube um die Füße wickeln.
• Das untere Bein wird leicht angehoben.	▶ Das untere Bein sollte zur Stabilisation und zur Schaffung eines großen Bewegungsradius auf den Boden gedrückt werden.
• Die Bewegung wird schwungvoll ausgeführt.	▶ Die Zugkraft des Bandes vergrößern und auf eine gleichmäßige Ausführung achten.

▶ Variationen

Leichtere Alternative:

31a) Die Fersen heranziehen ohne Widerstand

Die Bewegung kann auch ohne den Widerstand eines Xercuffs, eines Therabandes oder eines Xertubes durchgeführt werden. Allerdings sollte, um ein Training gegen die Schwerkraft zu gewährleisten,

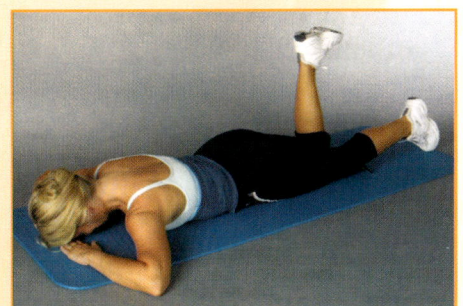

der Unterschenkel nur bis zur Senkrechten angehoben werden. Dennoch ist der zu erwartende Trainingseffekt sehr gering. Diese Variante erlaubt jedoch ein sicheres Bewegungslernen.

Schwerere Alternativen:

31b) Die Fersen heranziehen mit Gewichtsmanschette

Das Tragen einer Gewichtsmanschette am Fußgelenk des Spielbeins erhöht den Widerstand auf andere Weise.

Ebenfalls sollte hier, um ein Training gegen die Schwerkraft zu gewährleisten, der Unterschenkel nur bis zur Senkrechten angehoben werden.

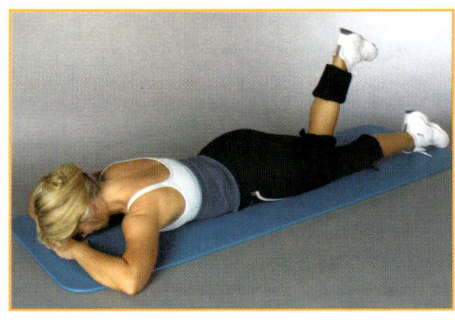

31c) Die Fersen heranziehen als Partnerübung

Die Partner liegen in der Weise auf dem Bauch, dass ihre Füße zueinander zeigen. Um ihre Fußgelenke wird ein geknotetes Theraband gewickelt. Gegen den Widerstand des Bandes beugen beide Partner gleichzeitig die Knie. Diese Übung kann sowohl ein- als auch beidbeinig ausgeführt werden. Je weiter die Partner voneinander entfernt liegen, desto größer ist der Bewegungsradius und desto effektiver der Trainingsreiz.

Tipp

Das Heranziehen der Fersen ist als Partnerübung am lustigsten und außerdem hinsichtlich der Trainingsbelastung anspruchsvoll.

4.8 Übungen zum Dehnen und Entspannen

Das Stretching nach dem Kräftigungstraining bewirkt eine Erhaltung der Beweglichkeit und unterstützt die Regeneration der Muskulatur. Der Kontraktionsrückstand, der während des Trainings verursacht wurde, sollte mit Dehnungsübungen wieder aufgelöst werden.

Die hier vorgeschlagenen Übungen können statisch gehalten oder leicht dynamisch ausgeführt werden. Die Dauer der einzelnen Übungen kann 20 Sekunden oder mehr betragen. Zu beachten ist, dass einige Dehnpositionen nicht von allen Teilnehmern eingenommen werden können, da die Beweglichkeit nicht ausreicht oder Probleme in der Wirbelsäule oder in den Gelenken vorliegen. Diese Positionen eine längere Zeit zu halten, führt manchmal eher zu einer vermehrten Verspannung als zu einer Entspannung.

In diesem Fall kann die Dehnungsdauer abgekürzt oder eine leichtere Alternative gefunden werden. Für jede Stretching-Übung einer Muskelgruppe sind daher in diesem Kapitel zwei Variationen angegeben.

Jede Dehnung kann mit Lockerungsübungen oder geführten Armbewegungen abgewechselt und mit einfachen Atemübungen ergänzt werden.

Die Art des Stretchings und die Wahl der Muskulatur hängt von der Art der vorangegangenen Belastung ab. Wurde verstärkt Krafttraining für die Beine unterrichtet, so sollte vermehrt die beanspruchte Muskulatur der Beine und des Gesäßes gedehnt werden. Wurde auf Ganzkörperübungen Wert gelegt, so sollten hauptsächlich die Bauch- und Rückenmuskeln gedehnt werden.

Gerade in der Dehnungs- und Entspannungsphase gibt es in der Gruppe der Teilnehmer große Unterschiede. Die Beweglichkeit eines jeden Einzelnen variiert meist stark. Der Trainer sollte daher ein großes Repertoire an Dehnungsübungen anbieten können, damit jeder Teilnehmer auf seine Kosten kommt.

Da diese Phase am Ende der Stunde nicht nur Dehnung der Muskulatur, sondern auch eine psychische Entspannung bedeutet, sollten für jede Dehnposition angenehme Körperhaltungen eingenommen werden. Das heißt, dass so viele Muskeln wie möglich entspannt und entlastet sind. Effektiver dehnen und entspannen kann man folglich in der Rücken- oder Bauchlage. Je mehr Körperteile entspannt auf dem Boden liegen können, desto größer ist der Entspannungseffekt für die zu dehnende Muskulatur.

Damit Dehnungen auch wirklich entspannen, sollten die Positionen nie über die Schmerzgrenze hinaus gehalten werden. Das Stretching sollte als milde Dehnung, als ein angenehmes, leichtes Ziehen zu spüren sein. Die Teilnehmer sollten das Gefühl haben, dass sich die Muskulatur gern auseinander ziehen lässt.

Hierzu noch eine Anmerkung: Geht dem Stretching ein hochintensives Training voraus oder haben die Teilnehmer den Eindruck, dass sie am folgenden Tag Muskelkater bekommen werden, dann sollte sehr vorsichtig gedehnt werden. Da die Schmerzen eines Muskelkaters durch feinste Risse in den Mikrostrukturen der Muskulatur hervorgerufen werden, ist es logischerweise wenig sinnvoll, diese auch noch extrem zu dehnen. Hat man sich erst einmal in der Stunde einen Muskelkater eingefangen, so kann man ihn mit Stretching nicht wieder rück-

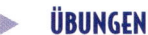
gängig machen. Ruhe und ein heißes Bad tun der überbeanspruchten Muskulatur gut. Eine zusätzliche Stretching-Einheit am nächsten oder am übernächsten Tag erscheint viel sinnvoller.

Die wichtigsten Muskelgruppen, die in einer Bauch-Beine-Po-Stunde gedehnt werden sollten, sind in diesem Kapitel dargestellt.

Wer mehr über Methoden des Stretchings und über Dehnungsübungen erfahren möchte, sollte in der entsprechenden Literatur[12] nachlesen.

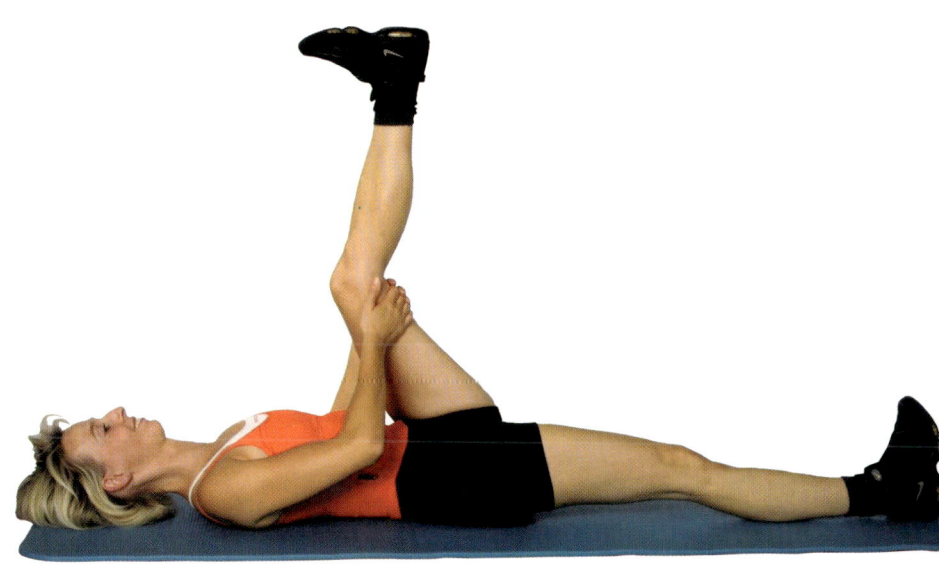

---

[12] „Stretching – Das Expertenhandbuch" von Karin ALBRECHT u. a.

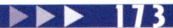

32 DEHNUNG DER WADENMUSKULATUR

M. gastrocnemius, M. soleus

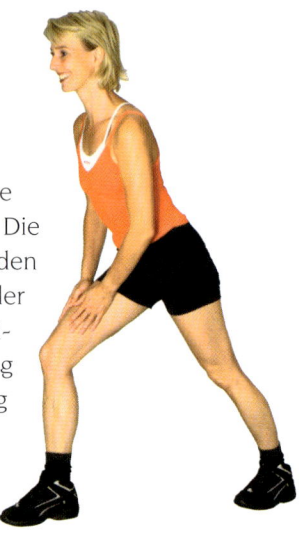

Grundübung
32) Weite Schrittstellung

Das hintere Bein ist gestreckt, das vordere Bein gebeugt. Beide Füße zeigen nach vorn. Die Ferse des hinteren Beins berührt möglichst den Boden. Die Hände stützen an einer Wand oder auf dem vorderen Oberschenkel ab. Der Trainer sollte hier auf eine gerade Rückenhaltung und unbedingt auf eine parallele Fußstellung achten.

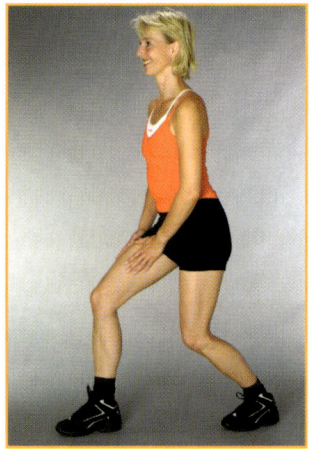

Alternativübungen
32a) Mittlere Schrittstellung

Wie bei der Grundübung stehen die Füße in Schrittstellung, allerdings ist die Schrittlänge geringer, sodass das hintere Bein gebeugt werden kann. Diese Dehnposition spricht eher die innere Schicht der Wadenmuskeln an, nämlich den Schollenmuskel (M. soleus).

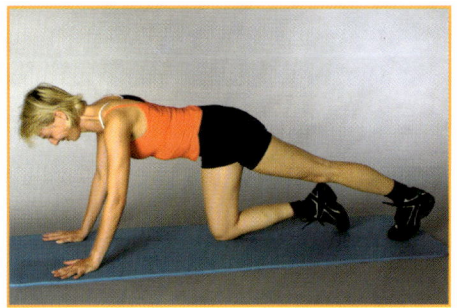

32b) Vierfüßlerstand

Ein Fuß wird mit dem Ballen weit nach hinten auf dem Boden aufgesetzt. Das Bein ist gestreckt und das Körpergewicht verlagert sich etwas nach hinten. Die Ferse dieses gestreckten Beins strebt in Richtung Boden, sodass die Wadenmuskulatur in eine Dehnposition gebracht wird.

33 DEHNUNG DER SCHIENBEINMUSKULATUR

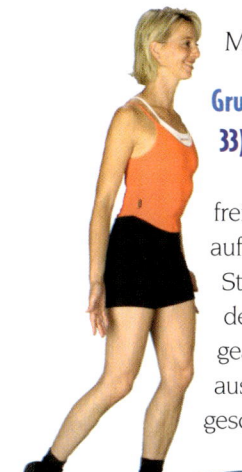

M. tibialis anterior

Grundübung

33) Leichte Schrittstellung

Das Körpergewicht wird auf ein Bein verlagert. Das freie Bein wird mit dem Spann hinter dem Standbein aufgesetzt. Ein sanfter Druck durch Beugen des Standbeins bringt den Spann näher zum Boden und dehnt die Schienbeinmuskulatur. Es sollte darauf geachtet werden, dass die Ferse nicht nach außen ausweicht, sondern der Fuß parallel nach vorn geschoben wird.

Alternativübungen

33a) Kniestand

Das zu dehnende Bein wird mit dem Spann neben das andere Knie aufgesetzt. Beide Hände halten das Knie und ziehen es etwas an den Körper. Auch hier wird der Spann näher zum Boden geführt und ein Ausweichen nach außen des Knöchels verhindert.

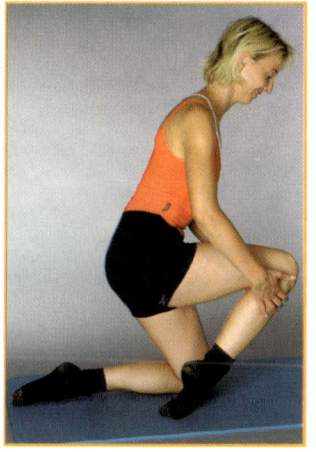

Tipp

Diese Übung ist, wie auch die folgenden Alternativen, ohne Schuhe besser auszuführen.

33b) Im Sitzen

Im Sitzen, am besten auf einer Erhöhung, wird das zu dehnende Bein mit dem Unterschenkel locker auf das andere gelegt. Die Hände ziehen den Fuß nach hinten, sodass der Spann und folglich auch die Schienbeinmuskulatur in eine Dehnposition gebracht werden.

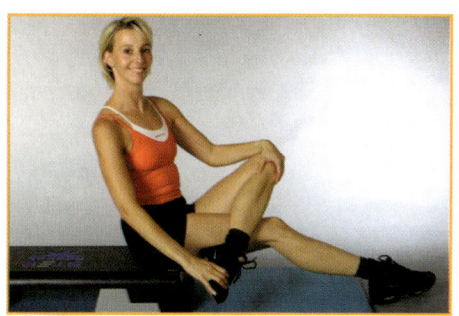

34 DEHNUNG DER HINTEREN OBERSCHENKELMUSKULATUR

Mm. ischiocrurale

Grundübung

34) Rückenlage

Ein Bein ist aufgestellt oder liegt flach am Boden, das andere Bein ist leicht gebeugt und wird mit den Händen nach oben gehalten (bei starker Unbeweglichkeit kann als Armverlängerung ein Handtuch benutzt werden). Durch den Zug der Arme wird die rückwärtige Oberschenkelmuskulatur in die Dehnhaltung gebracht. Der Rücken und die Schultern bleiben am Boden liegen, die Arme sind so locker wie möglich.

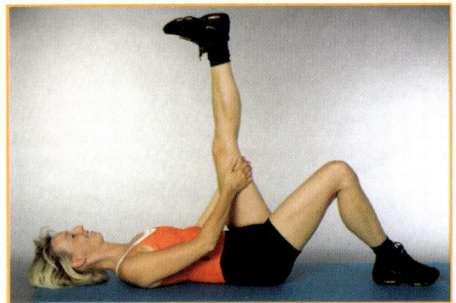

Alternativübungen

34a) Rückenlage

Wie bei der Grundübung wird ein Bein nach oben gebracht. Bei dieser Dehnung wird jedoch das obere Bein gestreckt. Eine Dehnung kleinerer Muskeln der Kniekehle wird zusätzlich zur ischiocruralen Muskulatur hervorgerufen.

Tipp

Zur Gewährleistung einer geraden Rückenhaltung können die nach außen rotierten Arme gestreckt neben oder etwas hinter dem Körper gehalten werden.

34b) Im Stand

Ein Bein wird mit der Ferse oder mit der ganzen Sohle auf dem Boden oder noch besser auf einem Step abgesetzt. Dieses Bein kann leicht gebeugt oder vollständig gestreckt gehalten werden. Durch Beugen des Standbeins und durch eine leichte Vorlage des Oberkörpers mit geradem Rücken wird die ischiocrurale Muskulatur gedehnt. Die Hände können dabei auf beiden vorderen Oberschenkeln abstützen.

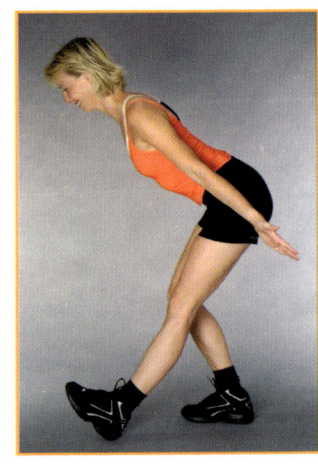

35 DEHNUNG DER VORDEREN OBERSCHENKELMUSKULATUR

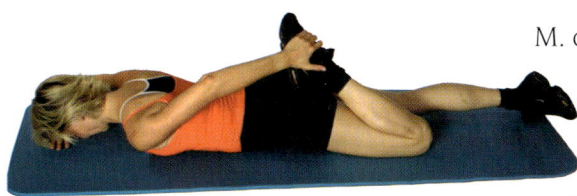

M. quadriceps femoris

Grundübung

35) Bauchlage

Die rechte Hand fasst das rechte Fuß-gelenk und zieht den Fuß an das Gesäß. Das Becken wie auch der Oberschenkel bleibt dabei am Boden liegen. Zur Intensivierung der Dehnung kann das andere Bein angewinkelt etwas nach außen gelegt werden. Bei Mangel an Beweglichkeit darf das Bein mithilfe des Schuhs, des Sockens oder eines Handtuchs herangezogen werden.

Alternativübungen

35a) Seitlage

Die obere Hand fasst das Fußgelenk des oberen Beins und zieht es an das Gesäß. Das untere Bein wird zur besseren Stabilisation etwas angewinkelt.

Auch bei dieser Übung sollte auf eine stabile Rückenhaltung geachtet werden.

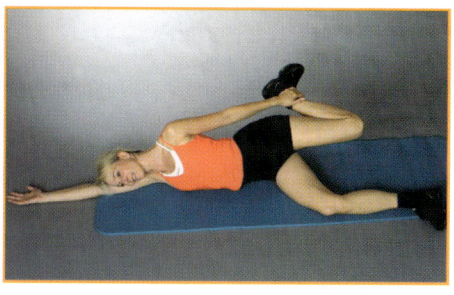

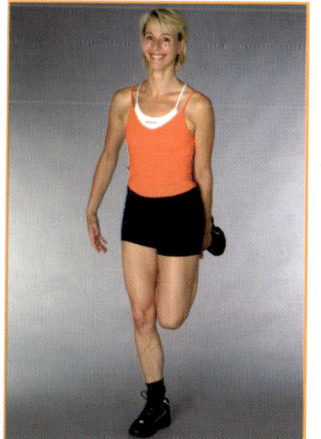

35b) Im Stand

Eine Hand umfasst ein Fußgelenk und zieht den Fuß an das Gesäß. Das Standbein ist leicht gebeugt, der Rücken und das Becken sind aufgerichtet. Zur Unterstützung der Balance kann sich der Übende an einer Wand festhalten.

36 DEHNUNG DER INNEREN OBERSCHENKELMUSKUKLATUR

M. pectineus, M. adductor longus, M. gracilis,
M. adductor brevis, M. adductor magnus

Grundübung

36) Rückenlage

Beide Beine werden in einer gegrätschten Position gehalten. Die Hände können die Beine zur Verringerung der Dehnung von außen stützen oder zur Verstärkung nach außen ziehen. Die Beine können bei dieser Dehnung stark gebeugt, leicht gebeugt oder gestreckt gehalten werden. Je nach Beugung und Rotation der Hüftgelenke werden verschiedene Anteile der inneren Oberschenkelmuskulatur gedehnt.

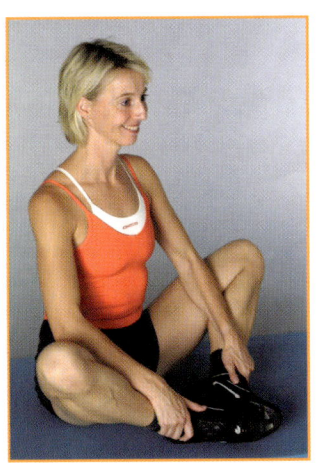

Alternativübungen

36a) Im Sitzen

In gebeugter Beinhaltung berühren sich die Fußsohlen. Zur Intensivierung der Dehnung halten sich die Hände an den Fußgelenken fest, während die Ellbogen auf die Knie leichten Druck nach unten ausüben. Zur Verringerung der Dehnung können die Hände jedoch auch bequem hinter dem Körper auf dem Boden abstützen. Bei beiden Varianten sollte auf eine gerade Rückenhaltung geachtet werden.

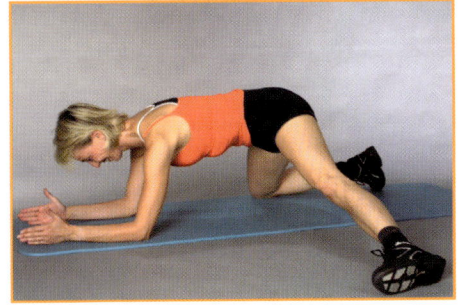

36b) Vierfüßlerstand

Im Vierfüßlerstand wird ein Fuß mit der Innenkante seitlich auf dem Boden aufgesetzt, sodass das Bein gestreckt gehalten werden kann. Bei dieser Übung findet die Dehnung einseitig in der Muskulatur des nach außen gestreckten Beins statt.

37 DEHNUNG DER ÄUSSEREN OBERSCHENKELMUSKULATUR UND DER TIEFEN AUSSENROTATOREN

M. tensor fasciae latae,
M. glutaeus minimus,
M. glutaeus medius

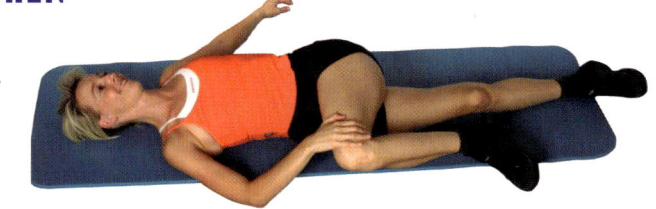

Grundübung

37) Rückenlage

Ein Bein wird gestreckt auf den Boden gelegt, während das zu dehnende Bein in der Hüfte und im Knie 90° angewinkelt wird. Die gegenüberliegende Hand zieht den Oberschenkel vor den Körper, bis eine Dehnung in der Außenseite dieses Beins zu spüren ist. Das Becken kann auf dieser Seite leicht abheben.

Alternativübungen

37a) In Rückenlage

Das zu dehnende Bein (beispielsweise rechts) wird mit dem Fußgelenk
auf den linken Oberschenkel gelegt.
Das rechte Knie zeigt nach außen. Die
Hände können dabei den linken Oberschenkel halten oder ihn gegebenenfalls weiter zum Körper ziehen. Der
Rücken, die Schultern und der Nacken
bleiben locker am Boden liegen.

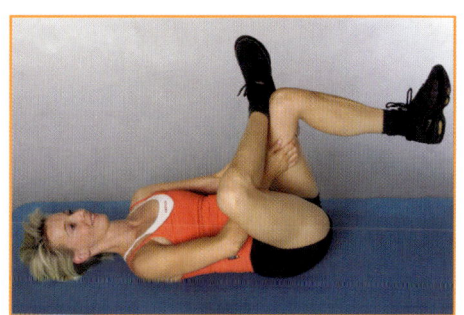

37b) Im Sitzen

Bei dieser Übung ist die Beinhaltung
die Gleiche wie bei der vorangegangenen Dehnung Das untere Bein wird, je
nach Beweglichkeit, eng am Körper
oder weiter entfernt auf den Boden aufgestellt. Die Hände stützen hinter dem
Körper ab und unterstützen so den
Rücken in seiner geraden Haltung.

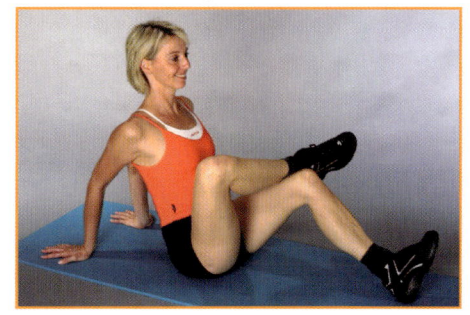

38 DEHNUNG DER GESÄSSMUSKULATUR

M. glutaeus maximus

Grundübung
38) Rückenlage

Beide Beine werden mit den Armen sehr eng an den Körper gezogen. Die Knie sind dabei leicht geöffnet, sodass sie in Richtung der Schultern zeigen. Bei dieser Übung bleiben der Rücken und die Schultern am Boden liegen.

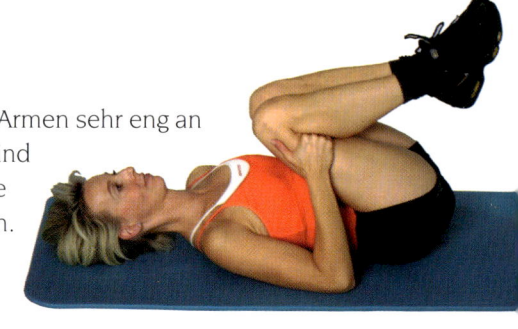

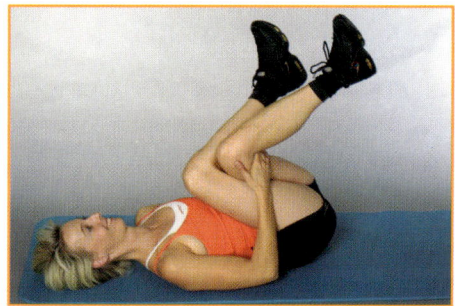

Alternativübungen
38a) In Rückenlage

Wie bei der Grundübung werden die Beine eng an den Körper gezogen. Die Beine sind aber in der Form übereinander geschlagen, dass die Oberschenkel kreuzen. Die Arme helfen mit, die Beine leicht an den Körper zu ziehen.
Die Dehnung spürt man jeweils auf der Seite der Gesäßmuskulatur, deren Bein dem Körper am nächsten ist.

Tipp

Bei dieser Übung ist anzumerken, dass sie effektiver und entspannter in der Rückenlage durchzuführen ist.

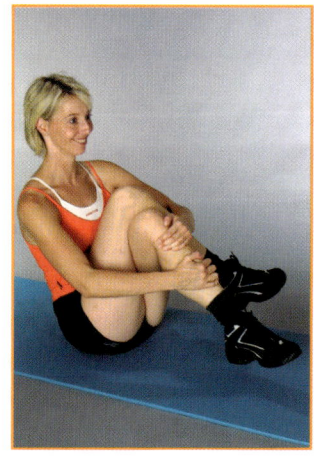

38b) Im Sitzen

Die Beine werden wie bei der vorangegangenen Übung gehalten: Das zu dehnende Bein wird mit dem Oberschenkel vor dem anderen gekreuzt. Dieses wird je nach Beweglichkeit eng am Körper oder weiter entfernt auf dem Boden aufgestellt. Die Hände stützen hinter dem Körper ab oder halten die Beine und unterstützen so den Rücken in seiner geraden Haltung.

39 DEHNUNG DER HÜFTBEUGEMUSKULATUR

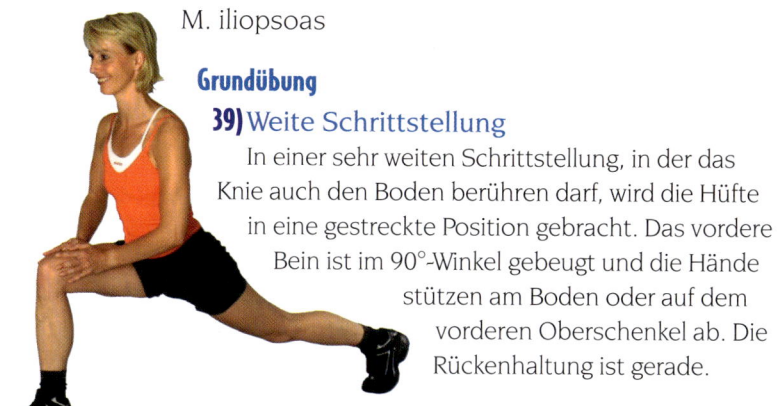

M. iliopsoas

Grundübung

39) Weite Schrittstellung

In einer sehr weiten Schrittstellung, in der das Knie auch den Boden berühren darf, wird die Hüfte in eine gestreckte Position gebracht. Das vordere Bein ist im 90°-Winkel gebeugt und die Hände stützen am Boden oder auf dem vorderen Oberschenkel ab. Die Rückenhaltung ist gerade.

Alternativübungen

39a) Rückenlage auf einem Step

Der Oberkörper liegt in der Form auf dem Step, dass sich gerade noch das Steißbein auf der Plattform befindet. Das Bein des zu dehnenden Hüftbeugers wird gestreckt und mit der Ferse auf den Boden gelegt oder aktiv auf den Boden gedrückt. Das andere Bein wird mithilfe der Arme eng an den Körper gezogen.

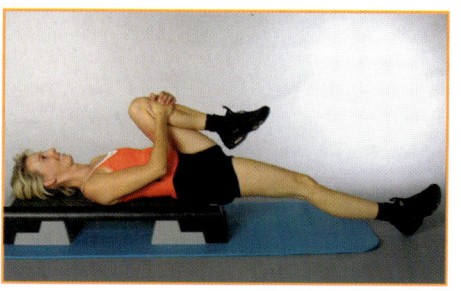

39b) In Schrittstellung:

In einer relativ weiten Schrittstellung werden die Bein leicht gebeugt, wobei die hintere Ferse angehoben werden kann. Das Becken wird nach hinten gekippt, sodass die Lendenwirbelsäule ihre natürliche Lordose verlässt und in eine Streckung gebracht wird. Das Körpergewicht ruht senkrecht zwischen beiden Beinen.

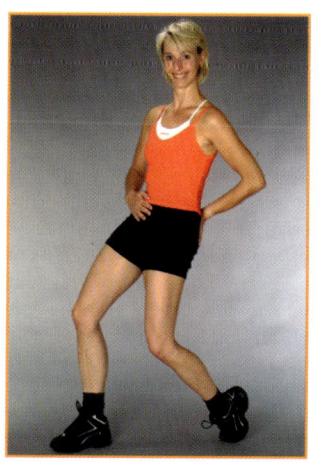

40 DEHNUNG DER BAUCHMUSKULATUR

M. rectus abdominis, M. obliquus internus abdominis,
M. obliquus externus abdominis

Grundübung
40) In Rückenlage

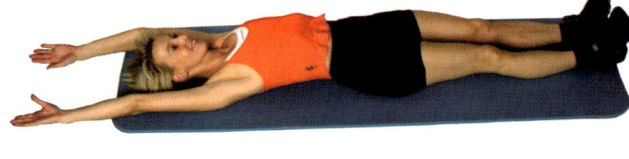

Beide Beine liegen gestreckt am Boden. Die Arme werden ebenfalls hinter dem Kopf abgelegt. Der Übende streckt den gesamten Körper und versucht, sich in die Länge zu ziehen. Dabei wird der Brustkorb nach oben angehoben und die Lendenwirbelsäule in eine vermehrte Lordose gebracht. Diese leichte Hohlkreuzhaltung bewirkt eine Dehnung der geraden Bauchmuskulatur.

Alternativübungen
40a) In Bauchlage

Die Ellbogen und die Unterarme werden auf dem Boden aufgesetzt, sodass der Oberkörper angehoben wird. Der Brustkorb schiebt sich

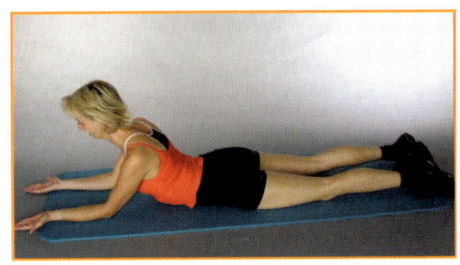

dabei weiter nach vorn. Wenn darauf geachtet wird, dass die Bewegungsrichtung des Brustkorbs, wie beschrieben, nach vorn und nicht nach oben geführt wird, ist die Beugung der Lendenwirbelsäule nach hinten gering und weniger belastend.

40b) In Rückenlage

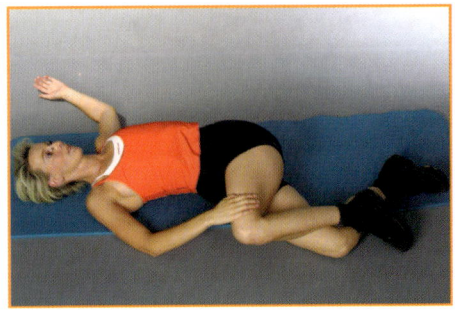

Beide Beine werden auf einer Seite ganz oder fast auf dem Boden abgelegt. Der entgegengesetzte Arm liegt weit vom Körper entfernt ebenfalls am Boden. Der andere Arm unterstützt gegebenenfalls die Rotation des Oberkörpers. In jedem Fall steht eine entspannte Lage im Vordergrund.

Diese Rotationshaltung bewirkt eine Dehnung der schrägen Bauchmuskeln.

41 DEHNUNG DER RÜCKENMUSKULATUR

M. erector spinae

Grundübung

41) In Rückenlage

Beide Beine werden mithilfe der Arme an den Körper gezogen. Die Arme werden gebeugt, sodass ebenfalls die Schultern und der Kopf vom Boden abheben. In dieser Haltung wird die Wirbelsäule maximal gebeugt und die gerade Rückenmuskulatur gedehnt.

Alternativübungen

41a) Im Sitzen

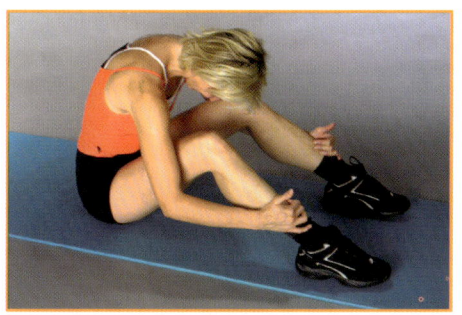

Hier steht ebenfalls eine runde Oberkörperhaltung im Vordergrund. Die Füße werden leicht gegrätscht auf dem Boden aufgesetzt, sodass der Oberkörper nach vorn hängen kann. Die Arme können die Dehnung noch verstärken, indem sie den Oberkörper näher zum Boden ziehen.

41b) Im Stand

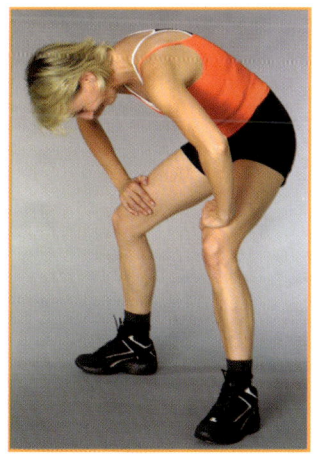

Der Oberkörper wird in der Form nach vorn verlagert, dass die Hände bequem auf den Oberschenkeln abstützen. Der Rücken wird gebeugt, indem die Brustwirbelsäule nach oben strebt. Die Schulterblätter weichen auseinander und streben nach unten. Zur Unterstützung der Wirbelsäulenbeugung dürfen die Hände in Innenrotation auf den Oberschenkeln abstützen. Wahlweise kann auch der Kopf herunterhängen.

5. KAPITEL

Unterrichts-vorschläge – Stundenbilder

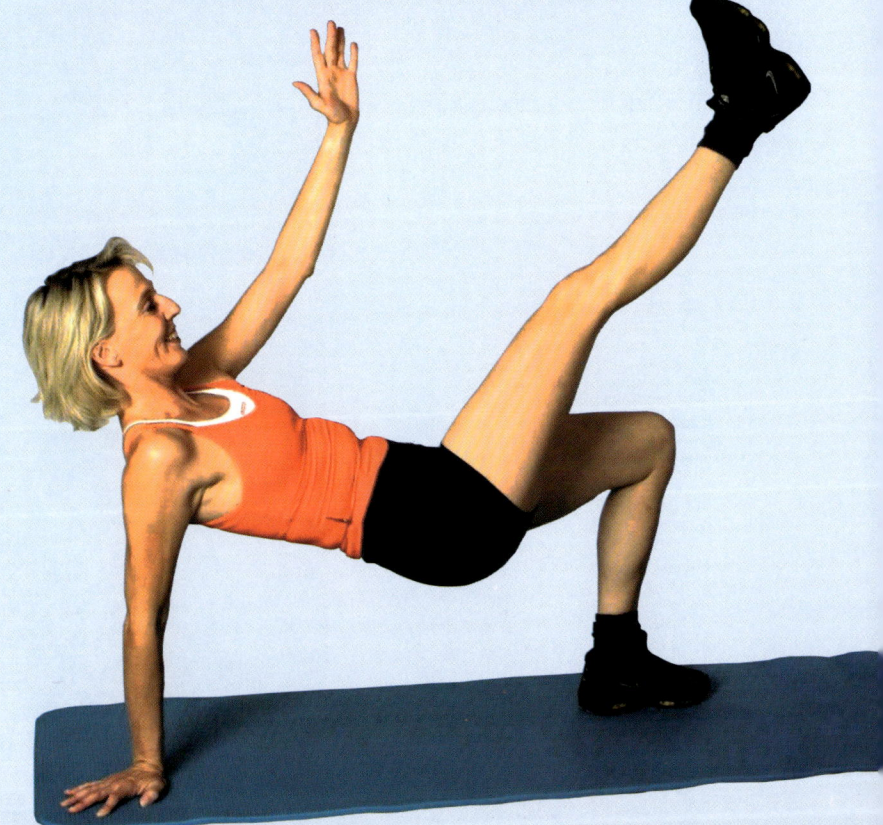

Auf den folgenden Seiten sind einige Stundenabläufe so dargestellt, wie sie in der Praxis aussehen können. Sie sollen den Übungsleitern und Trainern einen Anhaltspunkt geben, was und wie viele Übungen man in einer Unterrichtsstunde anbieten kann. Da jede Gruppe verschieden ist, empfehle ich, für jede Übung eine leichtere und eine schwerere Alternative parat zu haben.

5.1 Die Anfängerstunde

In einer Anfängerstunde gilt das Ziel, die Teilnehmer an die Übungen zu gewöhnen. Für jeden Neuling ist es wichtig zu wissen, dass die erste Stunde nicht unbedingt dem alleinigen Training gelten soll, sie soll vielmehr ein Hineinschnuppern sein. Daher sollte jedem Teilnehmer die Möglichkeit gegeben werden, so viel, oder besser noch, so wenig intensiv zu arbeiten, wie er möchte.

Benötigte Geräte:

Stäbe, Steps, Matten.

Stundenablauf:

Begrüßung

Die Teilnehmer werden über die Wichtigkeit des regelmäßigen Trainings informiert. Insbesondere sollte auf Eigenverantwortlichkeit und die Möglichkeiten zur Steuerung der Intensität hingewiesen werden. Eine lockere Vorrede mit Humor schafft eine schöne Stimmung und lässt eventuelle Zweifel oder Zurückhaltung verschwinden.

Warm-up

Alle Übungen aus Kapitel 4.1 eignen sich zum Aufwärmen für eine Anfängerstunde. Die Übungen sollten sorgfältig erklärt und mit längerer Dauer unterrichtet werden. Schrittkombinationen oder komplizierte Armbewegungen bleiben anderen Stunden vorbehalten.

Kräftigungsübungen

Übungen im Stand:

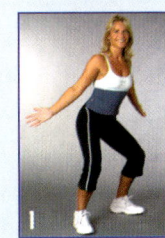 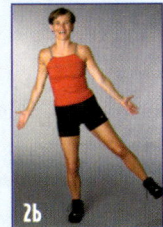 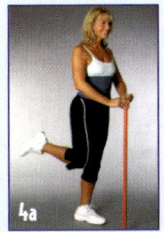 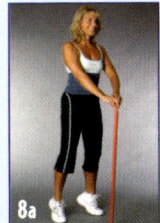

Übungen im Vierfüßlerstand:

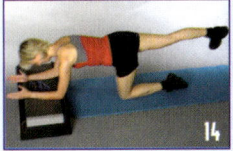 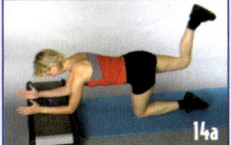 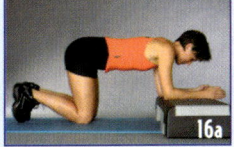 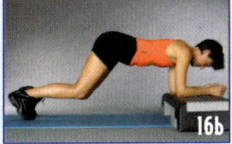

Übungen in der Seitlage:

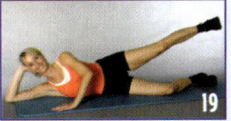 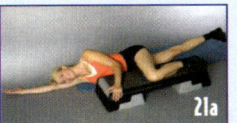 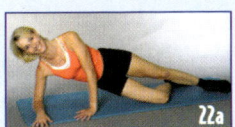

Übungen in der Rückenlage:

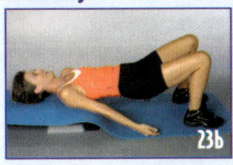 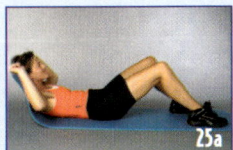 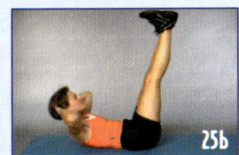 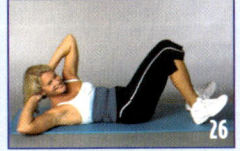

Übungen in der Bauchlage:

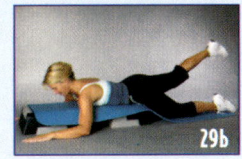

Dehnen und Entspannen
Übungen:
40, 34a, 35a, 36b, 37a, 41a, 32

5.2 Die Stunde der Fortgeschrittenen

Diese Stunde ist den Cracks gewidmet. Sie gilt also denjenigen, die oft eine Bauch-Beine-Po-Stunde besuchen, einen neuen Trainingsreiz und eine neue Herausforderung brauchen.

In diesem Beispiel sind sowohl Übungen mit hohem Schwierigkeitsgrad als auch komplexe Bewegungen aufgeführt.

Benötigte Geräte:

Therabänder, Matten.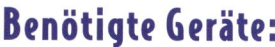

Stundenablauf:

Begrüßung

Viele Worte braucht man nicht zu machen. Lassen Sie lieber wenig Zeit verstreichen und fangen Sie an. „Jetzt wird trainiert!"

Warm-up

Alle Übungen aus Kapitel 4.1 sowie auch viele andere Bewegungen aus einem Aerobic-Warm-up eignen sich zum Aufwärmen für diese Stunde. Die Übungen können mit geschickten Übergängen und interessanten Armbewegungen versehen werden. Einige Schrittkombinationen sind erlaubt.

**Übungen
im Stand:**

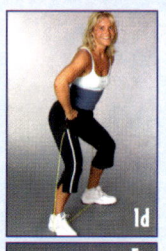 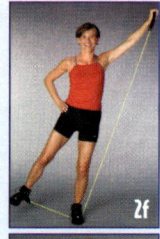 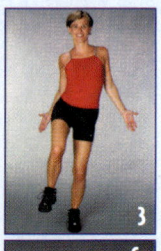 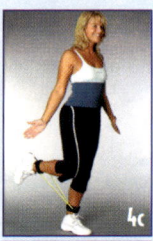

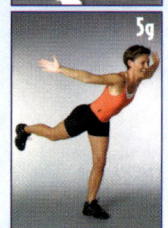 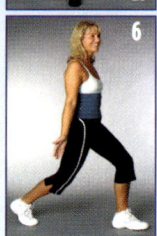 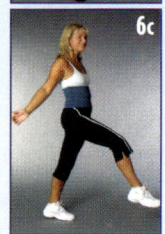 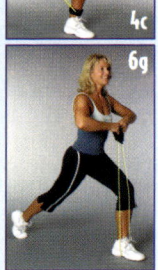

**Übungen
im Sitzen:**

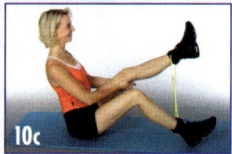 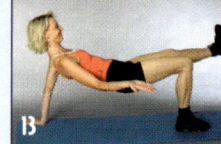 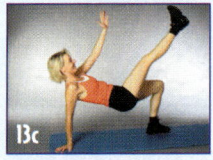

**Übungen im
Vierfüßlerstand:**

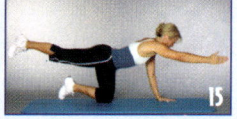 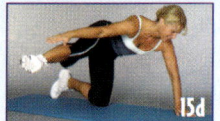 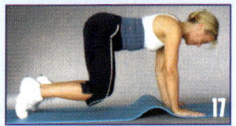

**Übungen in
der Seitlage:**

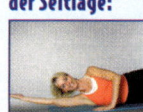 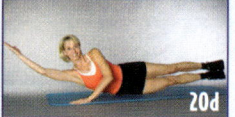 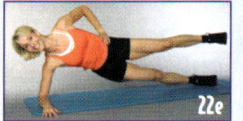 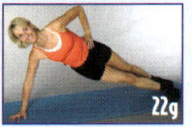

**Übungen in der
Rückenlage:**

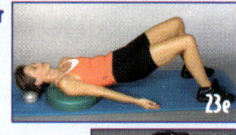 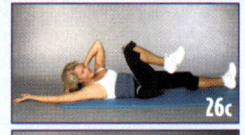 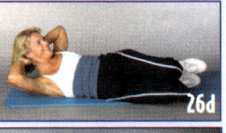

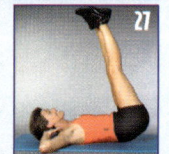 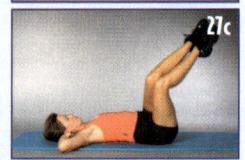 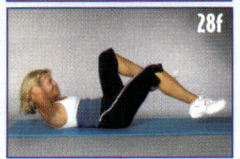

**Übungen in der
Bauchlage:**

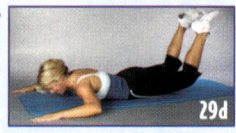 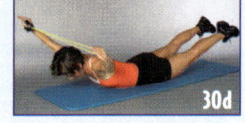

Dehnen und Entspannen
Übungen: 40a, 40b, 37,
34, 35, 38a, 39,
41b, 32, 32a

5.3 Schwerpunkt Sensomotorik

In dieser Stunde wird auf Stabilisation und Balance besonderen Wert gelegt. Koordinative Fähigkeiten werden mit Kräftigungsübungen sinnvoll verknüpft und in eine „gewöhnliche" Bauch-Beine-Po-Stunde eingefügt.

Viele der angegebenen Übungen setzen jedoch bei den Teilnehmern einige Vorerfahrungen in diesem Bereich voraus. Anfängern sei gesagt, dass sie immer eine leichtere Variation anwenden oder die instabile Unterlage weglassen können.

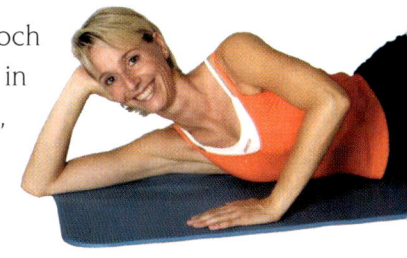

Benötigte Geräte:

Aero-Steps®, Matten.

Stundenablauf:

Begrüßung

Zu Beginn dieser Stunde ist es sinnvoll, auf den großen Nutzen von Ganzkörperübungen hinzuweisen. Die Teilnehmer sollten verstehen, warum sensomotorisches Training und Balanceübungen zu einer guten Basis der Fitness gehören.

Warm-up

Auch in dieser Stunde können alle Übungen aus Kapitel 4.1 für das Aufwärmen benutzt werden. Ergänzt werden sollten sie mit kleinen Balanceübungen, wie z. B. dem Einbeinstand und komplexen Bewegungen.

Übungen im Stand:

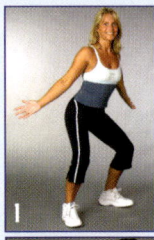 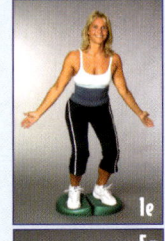 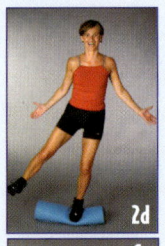 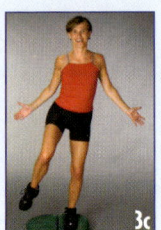

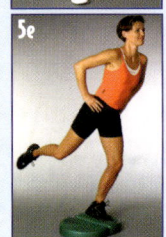 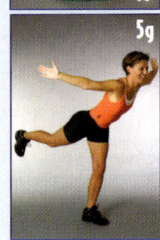 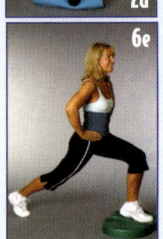

Übungen im Sitzen:

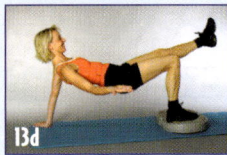

Übungen im Vierfüßlerstand:

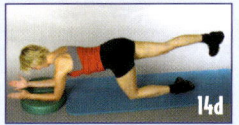 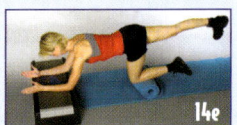 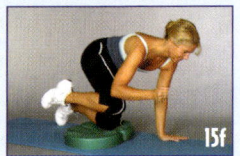

Übungen in der Seitlage:

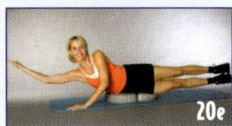 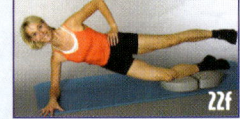

Übungen in der Rückenlage:

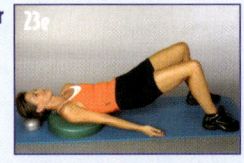 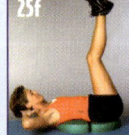 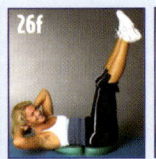 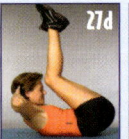 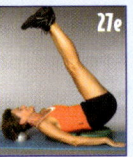

Übungen in der Bauchlage:

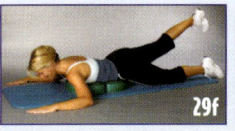 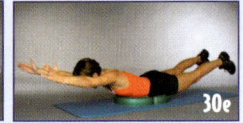

Dehnen und Entspannen
Übungen: 40b, 37, 38a, 34a, 36b, 41b, 39b, 35b, 33, 32

5.4 Mit hohem Spaßfaktor!

Lachen ist in jeder Stunde wichtig. In diesem Beispiel sind Übungen ausgewählt, die nicht nur effektiv, sondern unterhaltsam und spannend sind. Die Stunde wird ein ganz besonderer Erfolg, wenn sich die Teilnehmer gut kennen und gern gemeinsam Spaß haben.

Benötigte Geräte:

Therabänder, Tücher, Redondo Bälle, Matten.

Stundenablauf:

Begrüßung

Weisen Sie die Teilnehmer lieber nicht darauf hin, dass es lustig werden könnte. Lassen Sie der Stunde ihren Lauf und seien Sie spontan. Den Teilnehmern sollte bekannt sein, dass einige Trainingsformen mittels Partnerübung ausgeführt werden.

Warm-up

Auch in dieser Stunde können alle Übungen aus Kapitel 4.1 für das Aufwärmen benutzt werden. Eine lustige, auflockernde Musik frischt die Stimmung gleich zu Anfang auf.

Übungen im Stand:

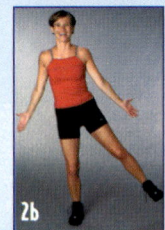 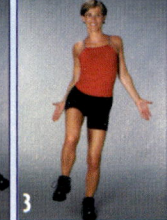 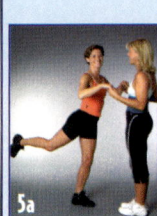 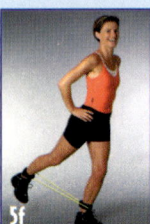 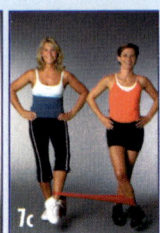

Übungen im Sitzen:

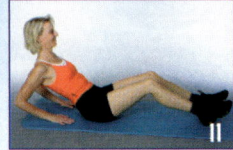 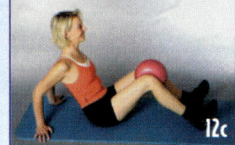 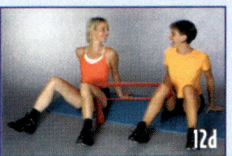 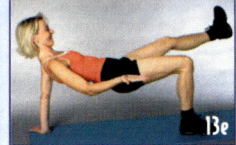

Übungen im Vierfüßlerstand:

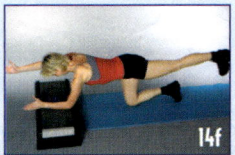 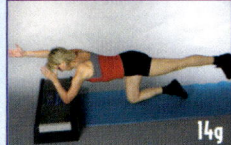 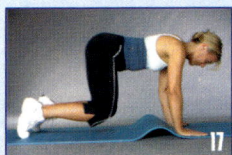

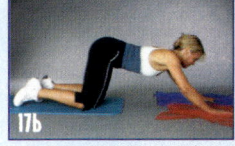 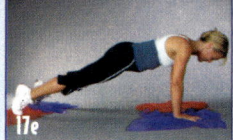 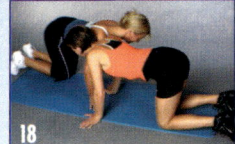 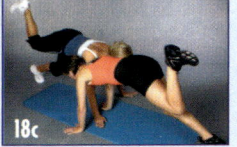

Übungen in der Rückenlage:

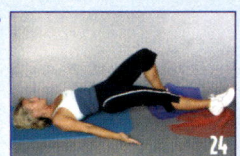 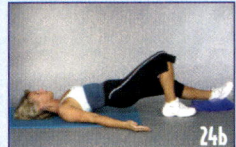 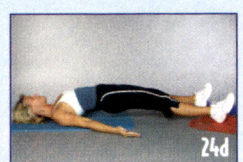

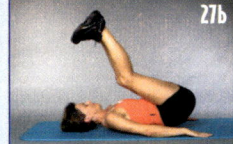 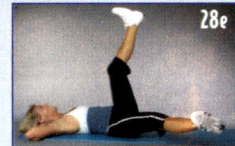

Übungen in der Bauchlage:

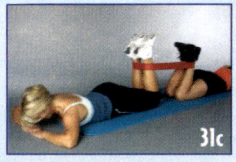

Dehnen und Entspannen
Übungen: 40b, 35a, 36a, 38b, 41a, 39, 33, 32, 34b

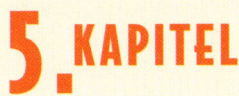
5. KAPITEL

„Große"
Abschlussworte

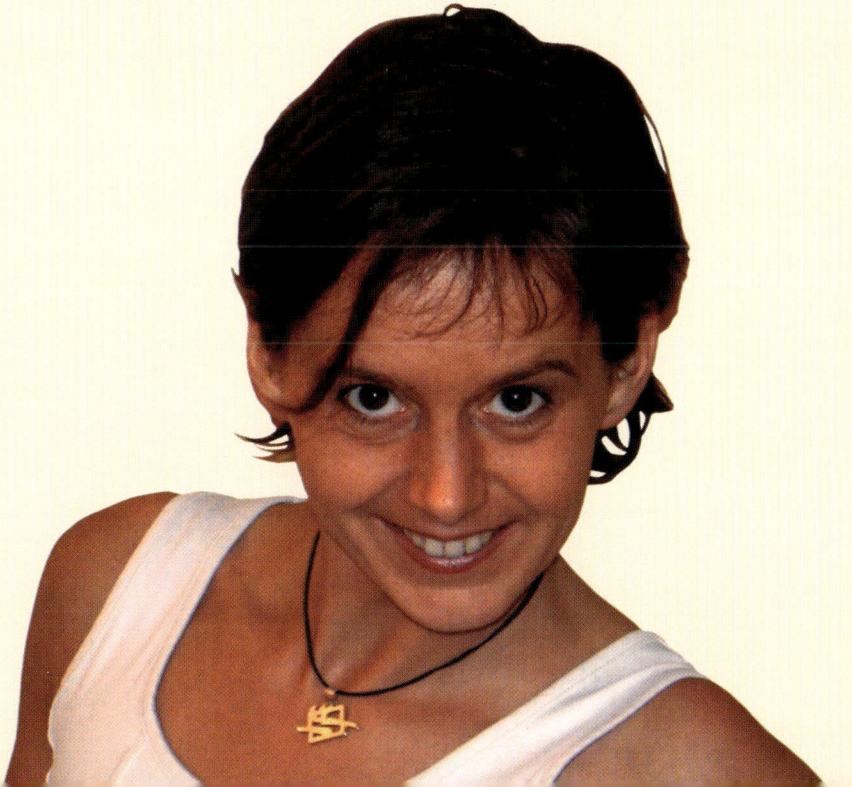

Zum Ausklang dieses Buches möchte ich jedem Trainer und Übungsleiter viel Spaß beim Ausprobieren und Unterrichten wünschen. Ich hoffe, ich konnte jedem Leser neue Ideen und frische Anregungen für die Praxis bieten.

Aber, bitte nie vergessen: Auf der Basis von Kenntnissen und Unterrichtskompetenz darf eine Prise Humor nie fehlen.

Kein Teilnehmer geht ausschließlich in einen Kurs, um nur zu trainieren. Entertainment und Spaß sind die großen Stützpfeiler eines erfolgreichen Bauch-Beine-Po-Kurses.

Viel Energie und Enthusiasmus wünscht

Ulli Heldt

Anhang

Literaturhinweise

ALBRECHT, K., MEYER, S. & ZAHNER, L.: Stretching – Das Expertenhandbuch. Grundlagen für Trainer und Sportler. Heidelberg 2001.

BARTECK, O.: Fitness Manual – Alles über Fitness. Köln 1998.

EDWARDS, S.: Leitfaden zur Trainingskontrolle. Aachen 2001.

FRÖHLICH, M., SCHMIDTBLEICHER, D. & EMRICH, E.: Belastungssteuerung im Muskelaufbautraining – Belastungsnormativ Intensität versus Wiederholungszahl. *Deutsche Zeitschrift für Sportmedizin*, 53, Nr. 3 (2002).

GEHRKE, T.: Sportanatomie. Hamburg 1999.

HÄFELINGER, U. & SCHUBA, V.: Koordinationstherapie – Propriozeptives Training. Aachen 2002.

HELDT, U.: Tipps für Zirkeltraining. Aachen 2001.

HELDT, U.: Tipps für Fit ein Leben lang. Aachen 2002.

KREMPEL, O.: Balancetraining für einen Superbody. Die besten Workouts mit dem Aero-Step und Co. Midena 2002.

LÖHR, J. & PRAHMANN, U.: So haben Sie Erfolg. München 1999.

PAUL, G. et al.: Das neue Aerobic-Training. Aachen 2002.

PEASE, A. & PEASE, B.: Warum Männer nicht zuhören und Frauen schlecht einparken. München 2002.

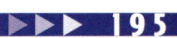

Kontaktadressen

Wenn Sie die Ideen dieses Buches live erleben wollen, dann buchen Sie doch bei mir einen Workshop:
Ulli Heldt
Tel: 0 43 26 / 17 13 oder 0172 / 722 17 29, Fax: 0 43 26 / 98 08 81
E-Mail: info@fitundfroehlich.de
www.fitundfroehlich.de

Ausbildungen und Fortbildungen für Übungsleiter
Bildungswerk des Landessportverbandes Schleswig-Holstein (LSV)
Eutiner Str. 45, 23714 Bad Malente
Tel: 0 45 23 / 78 88, Fax: 0 45 23-52 77
E-Mail: bildungswerk@lsv-sh.de
www.lsv-sh.de

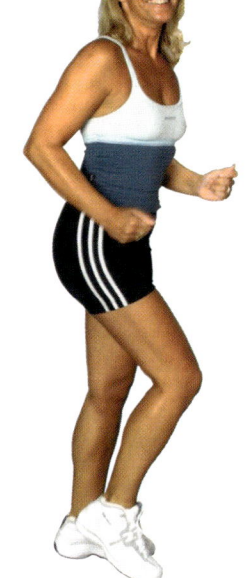

Workshops, Events und Ausbildungen
Teamwork
Feuerwehrstr. 5, 28857 Syke
Tel: 0 42 42 / 93 60 33, Fax: 0 42 42 / 93 60 31
E-Mail: info@team.at.work.de
www.team-at-work.de

Geräte für Therapie und Fitness
B.CO (Body Intelligence Concept) TOGU
Atzinger Str. 1
D-83209 Prien-Bachham
Tel: 0 80 51 / 9 03 8-0, Fax: 0 80 51 / 37 45
E-Mail: info@togu.de
www.bco-togu.com

Kleingeräte und mehr für Fitnesstraining und Aerobic
Donna Danton
www.fitnessplus.de

Fachhandel für Aerobic- und Fitnessbekleidung
Sportlädchen GmbH
Leyendecker Str. 27, 50825 Köln
Tel: 02 21 / 23 83 64, Fax: 02 21 / 2 40 28 47
E-Mail: info@sportlaedchen.de
www.sportlaedchen.de

Bildnachweis

Fotos und Werbeaufnahmen
Fotoatelier Braune
Oldesloer Str. 11-13
23795 Bad Segeberg
Tel: 0 45 51 / 31 09, Fax: 0 45 51 / 96 08 27
E-Mail: foto-braune@t-online.de
www.foto-braune.de

Umschlaggestaltung: Birgit Engelen, Stolberg
Coverfoto und Foto S. 3: Jump Fotoagentur, Hamburg

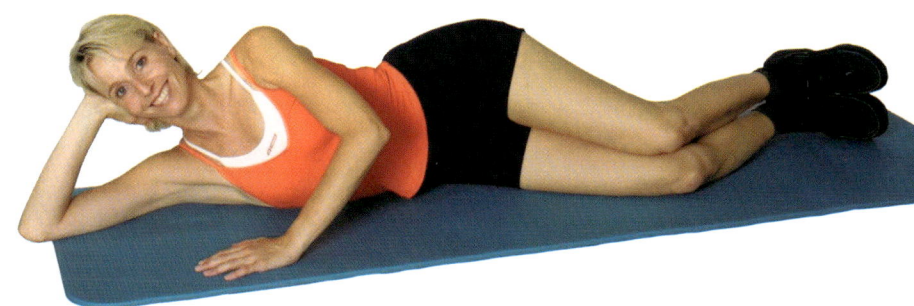

You can

FITNESS

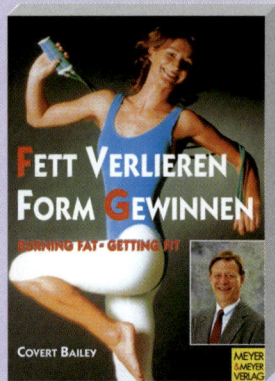

Covert Bailey
**Fett verlieren –
Form gewinnen**

Der Autor präsentiert mit diesem
Buch eine umfangreiche An-
leitung zum Fitwerden. Mit viel
Witz und Verstand erklärt er che-
mische Abläufe im Körper, den
Stoffwechsel, die Arbeit der
Muskulatur und die Vorteile
eines richtigen Trainings. „Fett
verlieren – Form gewinnen" ent-
hüllt das Geheimnis einer guten
Gesundheit. Nicht Diäten oder
Schlankheitspillen führen zum
Ziel, sondern trainierte Muskeln
lassen Sie Form annehmen.

3. Auflage
288 Seiten
einige Abb.
Broschur, 14,8 x 21 cm
ISBN 3-89124-353-7
€ 18,90 / SFr 32,10

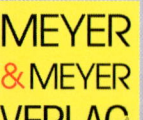
MEYER
&MEYER
VERLAG

MEYER & MEYER Verlag | Von-Coels-Straße 390 | D-52080 Aachen | Fax +49 (0)2 41 9 58 10 10

do it!

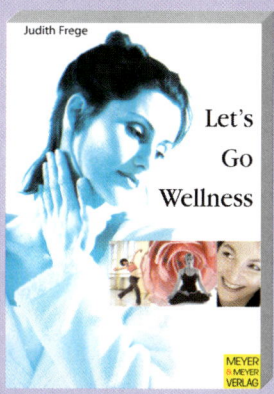

Judith Frege
Let's Go Wellness

Tauchen Sie ein in die Welt der Wellness und erfahren Sie anhand vieler Übungen, Rezepte, Tipps und Tricks, wie Sie durch Fitness, Entspannung und gesunde Ernährung Ihre Schönheit und Ihre jugendliche Ausstrahlung erhalten können.

192 Seiten
vierfarbig
118 Fotos
geb., 14,8 x 21 cm
ISBN 3-89124-878-4
€ 22,90 / SFr 38,60

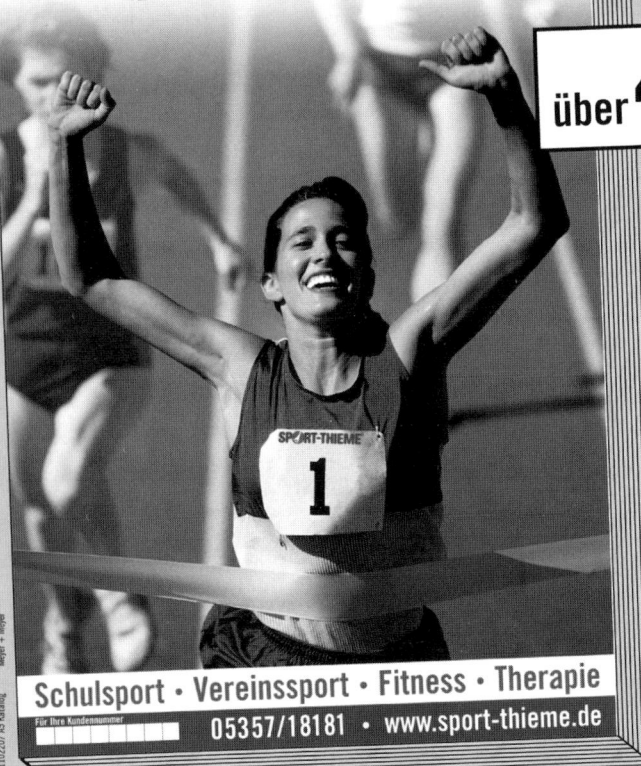